中华医学健康科普工程

中华医学会男科学分会男性健康系列科普丛书

探秘精索静脉曲张

总主编　邓春华　商学军

主　编　陈　赟　张　星

中華醫學電子音像出版社
CHINESE MEDICAL MULTIMEDIA PRESS

北　京

图书在版编目（CIP）数据

探秘精索静脉曲张／陈赟，张星主编. —北京：中华医学电子音像出版社，2021.7

（中华医学会男科学分会男性健康系列科普丛书／邓春华，商学军主编）

ISBN 978-7-83005-297-3

Ⅰ.①探… Ⅱ.①陈… ②张… Ⅲ.①精索静脉曲张-防治-问题解答 Ⅳ.①R697-44

中国版本图书馆 CIP 数据核字（2021）第 050695 号

探秘精索静脉曲张
TANMI JINGSUO JINGMAI QUZHANG

主　　编：陈　赟　张　星
策划编辑：史仲静
责任编辑：宫宇婷
校　　对：龚利霞
责任印刷：李振坤
出版发行：中华医学电子音像出版社
通信地址：北京市西城区东河沿街 69 号中华医学会 610 室
邮　　编：100052
E-mail：cma-cmc@cma.org.cn
购书热线：010-51322677
经　　销：新华书店
印　　刷：廊坊市祥丰印刷有限公司
开　　本：850mm×1168mm　1/32
印　　张：4
字　　数：120 千字
版　　次：2021 年 7 月第 1 版　　2021 年 7 月第 1 次印刷
定　　价：36.00 元

内容提要

本书为《中华医学会男科学分会男性健康系列科普丛书》之一，由多位临床经验丰富的男科专家对临床上精索静脉曲张的基础知识、生育影响、治疗方法及生活护理方面的常见问题进行梳理，选取最具代表性的问题，结合笔者的临床经验，以问答的形式为读者提供科学的解答，编写视角新颖，科学性、权威性、实用性强，适合广大关心男性健康的读者阅读。

编 委 会

孙　超　东南大学附属中大医院
孙志兴　江苏省中医院
李　朋　上海市第一人民医院
李小鑫　南通市中医院
李广森　成都中医药大学附属医院
杨晓玉　江苏省人民医院
杨慎敏　苏州市立医院
吴　猛　常州市武进中医医院
余　文　南京鼓楼医院
宋　涛　南京鼓楼医院
张　坚　南京市江宁中医院
张　星　扬州市中医院
陈　赟　江苏省中医院
陈建淮　江苏省中医院
周　兴　湖南中医药大学第一附属医院
周玉春　江苏省中医院
房建正　江苏省人民医院
俞俊杰　苏北人民医院
高庆强　南京鼓楼医院
程宛钧　福建中医药大学附属人民医院
樊　千　江苏省中医院
潘　锋　南京市妇幼保健院
戴丽琴　江苏省中医院
魏永宝　福建省立医院

前　言

精索静脉曲张是男科的常见疾病之一。有研究表明，男性总人群中精索静脉曲张的发生率为15%。在男性不育患者中，精索静脉曲张的发生率达35%~40%。大多数精索静脉曲张患者无明显症状，通常是在男性不育的检查中发现，伴有少精子症、弱精子症及畸形精子症等，给患者自我发现和临床诊断带来困难。仅少数患者可出现睾丸区坠胀不适，运动时加重，而平卧休息时症状可减轻。精索静脉曲张手术是男科常见的手术之一，显微技术的逐步普及也为手术治疗精索静脉曲张提供了重要保障。鉴于精索静脉曲张自我发现困难，且对男性健康有一定潜在危害，为了提高男性的健康意识和自我发现疾病的能力，特编写本书。本书是《中华医学会男科学分会男性健康系列科普丛书》的分册之一，以患者提问、医生解答的形式，从患者角度出发，对精索静脉曲张进行全面且通俗易懂的介绍。

本书的编写人员均为来自国内各大医院临床一线的男

科医生，在男科疾病的诊疗方面积累了丰富经验。本书从男科、生殖、中医、护理、健康教育等领域入手，针对精索静脉曲张这个临床常见疾病的发病原因、发病机制、自我判断、临床诊断和治疗方法、手术和药物治疗期间的注意事项等患者常见的、关心的问题进行回答并给出建议，对其中所蕴含的科学道理进行深入浅出的阐述，其目的是使读者知其然，更知其所以然。

本书虽为临床一线的专业医生编写，但由于医学专业的快速发展和编写时间有限，书中难免有不足或疏漏之处，敬请各位泌尿男科同道和广大读者批评指正，以便再版时进行更正！

陈　赟

2021年7月

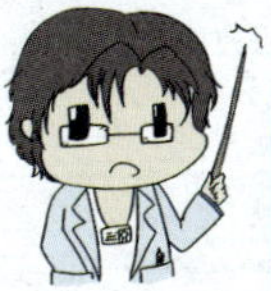

目 录

第1章

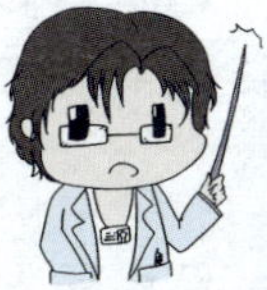

基础知识相关问题

1 什么会导致精索静脉曲张?

问题:

我因为睾丸疼痛到医院检查，医生说我患了精索静脉曲张，为什么我会患这个病，患这个病的人多不多?

回答:

临床上，精索静脉曲张是常见的男科疾病之一，它既不是罕见病，也不是疑难杂症，患者无须紧张。

精索静脉由精索内静脉、精索外静脉及输精管静脉组成，3 条静脉在阴囊内相互交通、盘曲，形成精索静脉丛。精索内静脉走行较长，如果发生静脉瓣发育不良、受损或闭锁不全，以及静脉壁平滑肌或弹力纤维薄弱等情况，可造成其内压增加，血液回流受阻，就容易导致精索静脉曲张。实际上，精索静脉曲张主要为精索内静脉曲张。

精索静脉曲张的发生率占男性人群的 10%~15%，但随着诊断技术的发展，如 B 超在精索静脉曲张诊断中的常规应用，男科医生常发现许多亚临床状态的精索静脉曲张患者，故该病的实际发生率可能比 10%~15%更高。

精索静脉曲张多见于青壮年男性。其中，35%~40%因原发性不育而就诊。在继发性男性不育患者中，精索静脉曲张的发生率可高达 80%。在精液异常的男性中，约 25.4%有精索静脉曲张。精索静脉曲张多发生在左侧，但近期有研究发现，双侧精索静脉曲张的发生率可占本病的 40%以上。

精索静脉曲张患者一级亲属共患病的概率显著增加，患者父亲占 21.1%，患者兄弟占 36.2%。青春期前，男性很少发生精索静脉曲张，其发生率为9%~26%。国内有研究报道，6~19 岁青少年精索静脉曲张的总患病率为 10.76%。

（王　鹏　张　星　扬州市中医院）

2 什么人更容易患精索静脉曲张?

问题：

最近，我的左侧睾丸多次出现坠胀、疼痛等不适，去医院做检查后诊断为精索静脉曲张，请问什么人容易患精索静脉曲张?

回答:

所有男性都易患精索静脉曲张，因为该病主要是由静脉回流障碍导致的。精索静脉曲张多发生在男性15~30岁，可能是由于该时期阴囊及其内容物血供丰富，身体性欲旺盛，过度的性刺激可反射性地引起盆腔及精索内静脉充血，从而导致精索静脉曲张。

精索静脉曲张的患病人群主要是长期站立的工作者，如交警、教师、车工，以及强体力劳动者、体形瘦高者。据统计，精索静脉曲张患者大都身材高瘦。这是因为男性个头长得比较高，静脉回流的路径就比较长，其静脉管腔内的压力也比较高。当人站立时，静脉血液要依靠静脉内瓣膜的作用和血管旁肌肉收缩的压迫，方可流回心脏。若精索静脉内的瓣膜失去功能或压力太高，血液无法顺利回流，就会造成静脉血管异常胀大。

以下几类人群更易患精索静脉曲张。

(1) 久站男性：一些男性因为工作长时间站立，较易引发此病。教师、保安、交警等就是精索静脉曲张的易患人群，建议这些男性久站后适当坐下休息。

(2) 久坐男性：久坐男性也易患精索静脉曲张。因为久坐会压迫阴囊，阴囊长期受到压迫会导致静脉回流不畅，睾丸附近血管变粗，淤血严重时引发精索静脉曲张。因此，司机、办公室员工等久坐工作者要注意久坐后起来活动。

（3）长期喝酒、吸烟、食辣的男性：精索静脉曲张的病因很多，男性的一些不良生活习惯，如爱饮酒、吸烟、食辣，就易导致精索静脉曲张。患病后，这些男性湿热特别大，甚至还会出现阴囊潮湿。建议广大男性改变自己不良的生活习惯。

（4）青年男性：精索静脉曲张的出现与年龄也有很大关系。很多精索静脉曲张患者存在明显的年龄特点，青壮年男性发生精索静脉曲张的概率比较高，原因是青壮年男性的性功能比较旺盛，但这并不是说中老年男性就不会患此病，他们同样需要注意预防。

如果男性属于这4类人群，那么就需要在日常生活中多注意预防。

（陈建淮　陈　赟　江苏省中医院）

3 为什么青少年也会患精索静脉曲张？

问题：

我今年15岁，最近1个月经常感到左侧睾丸出现坠胀等不适，站久了尤其是体育课后感觉更明显，触摸后发现左侧阴囊有一团“软物”，请问这是什么情况？

回答：

这种情况可能提示精索静脉曲张。

精索静脉曲张有一个特殊类型，即青少年精索静脉曲张。精索静脉曲张在 10 岁以下的男童中少见。男性从青春前期开始，精索静脉曲张的发生率增加，约为 10%，主要发生于左侧，右侧病变不常见，很少单独出现，一般与左侧并存。精索静脉曲张为什么在男性身体快速生长发育的时候出现，原因目前还不明确，可能与静脉血液回流不畅或反流导致阴囊内高温、缺氧、代谢产物聚集、肾毒性物质反流及氧化应激等有关。

很多人认为，精索静脉曲张只是一个常见的引起阴囊不适的小病，并不危及生命，但其会给青少年带来很多危害。例如：①精索静脉曲张后，局部血流改变，温度升高，睾丸内的支持细胞功能受损，由此可能导致生精功能障碍，严重者会发生不育。②睾丸分泌雄激素的功能降低，引起男性激素缺乏症，严重情况甚至会导致睾丸萎缩。青少年精索静脉曲张，疾病不大，但是不良影响不容小觑，需要到正规医院的泌尿外科或男科进行检查和评估。

（李小鑫　南通市中医院）

4 运动后常感觉睾丸疼痛，这是怎么回事？

问题：

我经常打完篮球后感觉睾丸疼痛，但次日疼痛就消失了，请问这是怎么回事？

回答：

很多男性可能遇到过这种情况，打篮球或踢足球后出现阴囊酸胀、疼痛，有时休息后第 2 天疼痛就消失了，有时需要好一阵子才能完全缓解，甚至有的男性会出现一运动阴囊就会酸胀、疼痛。笔者也经常会碰到患者辗转多家医院就诊，坐下来第一句话就是："医生，我睾丸疼痛，怎么看不好啊?"

其实，阴囊疼痛是一种临床表现，而很多疾病都会引起阴囊疼痛，故要先确定引起阴囊疼痛的原因。如果男性在运动中阴囊被撞击了，并且出现一侧阴囊肿大伴疼痛，医生首先要考虑是外伤引起的阴囊血肿或睾丸血肿。如果男性在运动中阴囊并没有被撞击，只是运动量稍大，那么首先要考虑是否为精索静脉曲张。

一般情况下，精索静脉曲张患者能扪及左侧或双侧精索增粗，柔软成团，此时让有经验的医生查体触摸一下，再辅助多普勒超声检查就可以明确诊断了。因此，如果男性运动后出现阴囊疼痛，休息后没有缓解，要及时去医院就诊。男性在自我检查和判断过程中不要误导自己，也不要先入为主，应客观分析病情，结合检查结果，进行相应治疗。

（樊　千　江苏省中医院）

5 精索静脉曲张为什么会引起睾丸疼痛？

问题：

我睾丸疼痛好几个月了，做了 B 超检查，双侧睾丸、附睾均未见异常，但双侧精索静脉曲张，请问精索静脉曲张为什么会引起睾丸疼痛?

回答：

睾丸疼痛，就是俗话说的“蛋疼”。这种“蛋疼”，男性一生中总要经历几次。虽然这种疼痛不如女性分娩来得剧烈，但若反复不愈，也使男性如坐针毡、坐卧不宁。很多原因都可以导致睾丸疼痛，除病毒性睾丸炎、急或慢性睾丸附睾炎、睾丸扭转等睾丸和附睾本身的病变外，邻近组织的病变也会殃及，如精索静脉曲张。

那么精索静脉曲张是如何导致睾丸疼痛的呢?

人们常说“生命不息，运动不止”，其实生命的延续也是靠血液在体内运行不息，给各个器官、组织、细胞带去养分和能量。精索静脉是睾丸血液回流的通道，精索静脉曲张会导致静脉内径增宽，血流速度缓慢。血流速度缓慢会导致睾丸淤血，进而睾丸的血供就会受阻，睾丸缺血、缺氧可以导致无菌性炎症，而疼痛就是炎症的重要表现。人体活动需要正常的新陈代谢，所谓“流水不腐，户枢不蠹”，精索静脉需要将睾丸的代谢产物及时清除，若无法及时清除，使代谢产物在睾丸内蓄积，不能及时排出，对睾丸产生二次打击。此外，从神经传导的角度来讲，曲张的静脉牵拉压迫髂腹股沟神经和生殖股神经，通过神经传导，到达大脑，产生疼痛感。

（刘　涛　江苏省中医院）

6　为什么左侧精索静脉更容易曲张？

问题：

我结婚好几年了，可是妻子一直都没有妊娠，医生说我有左侧精索静脉曲张，需要手术，我同病房的2个病友也为左侧精索静脉曲张，请问这是巧合吗？为什么左侧精索静脉曲张更常见？

回答：

这种情况不是巧合。左侧精索静脉曲张的发生率要比右侧高。据相关文献统计，临床上左侧精索静脉曲张约占全部精索静脉曲张的90%。

左侧精索静脉曲张发生率高的原因：①左侧精索静脉比右侧长8~10cm，造成左侧精索静脉压大于右侧。②直立性体位使左侧精索静脉的回流阻力加大，易反流。③男性左侧精索静脉瓣缺乏率较右侧高（左侧约40%，右侧约23%），可造成左侧精索静脉内压增加，血液回流受阻，易发生精索静脉曲张。④由于左肾静脉位于腹主动脉与肠系膜上动脉之间，左侧精索静脉下段位于乙状结肠后面，这些解剖学因素使左侧精索静脉容易受压，且增加静脉回流阻力。以上这些因素使左侧精索静脉易发生静脉压力增加，导致左侧精索静脉曲张的发生率比右侧高。

（王　鹏　张　星　扬州市中医院）

7　右侧精索静脉曲张比左侧更疼痛吗？

问题：

我今年20岁，右侧阴囊坠胀、剧烈疼痛持续1个月，去医院检查，诊断为右侧精索静脉曲张，我问了一些病友，他们都是左侧精索静脉曲张，而且他们疼痛得并没有我那么剧烈，甚至只是略有坠胀，难道右侧精索静脉曲张会更疼痛吗?

回答：

精索静脉曲张通常见于左侧。对于单纯出现的右侧精索静脉曲张，医生应做一些细致的检查，排除肿瘤等一些极端的继发情况。如果男性做了相关检查确定就是单纯的右侧精索静脉曲张，则不必因自己与他人不同而过分担心。

疼痛的程度因人而异。有的人对于痛觉比较敏感，故轻度曲张就有可能带来明显的疼痛感；有的人对于痛觉不敏感，故严重曲张可能也没有明显的疼痛感。此外，对于同一例患者，精索静脉曲张早期可能有明显的疼痛和坠胀等不适，随着时间的推移，会对这种疼痛产生耐受，故很多精索静脉曲张患者早期疼痛剧烈。对于本例患者这种剧烈疼痛的右侧精索静脉曲张，一定要放松心态，配合检查，可能只是单纯的早期轻度精索静脉曲张。从某种角度上讲，本例患者应该庆幸，在疾病早期，身体就给自己发出了强烈信号，提醒自己要就医了。

（张　坚　南京市江宁中医院）

8 我患有精索静脉曲张，会遗传给下一代吗？

问题：

我患有精索静脉曲张，请问会遗传给下一代吗?

回答：

目前，精索静脉曲张是否会遗传仍有争议。有研究显示，精索静脉曲张有一定的遗传倾向，精索静脉曲张患者直系亲属的发病率较正常人群高 3~8 倍，但也无须过度担心，精索静脉曲张属于良性病变，其病因主要是不良的生活习惯（如久站、久坐）及其他诱发因素（如胡桃夹综合征)，遗传因素仅表明其发病率高于正常人群。因此，如果父亲患有精索静脉曲张，儿子应保持良好的生活习惯，可以在体检时行睾丸、附睾、精索等处的彩超检查，排除是否患有精索静脉曲张。

（余　文　南京鼓楼医院）

9 除了精索静脉曲张，还有什么疾病会引起睾丸疼痛?

问题:

请问除了精索静脉曲张，其他疾病也会引起睾丸疼痛吗?

回答:

答案是肯定的。精索静脉曲张引起的疼痛主要是睾丸、阴囊的隐痛，常在男性久站和劳累后加重，平躺和休息后缓解，这种疼痛一般不会太剧烈。如果男性发生以下类型的睾丸疼痛，就需要重视了。

(1) 外伤引起的睾丸疼痛。一般患者有明确的外伤史，外伤后才出现睾丸疼痛，平时没有睾丸不适。睾丸扭转引起的疼痛一般突然发病，一侧阴囊持续性剧烈疼痛，常伴有恶心、呕吐，不伴有发热。对于这种疼痛，患者需要及时到医院就诊，一旦确诊，尽快治疗，迅速恢复睾丸血供，挽救睾丸。

(2) 急性细菌性睾丸炎引起的睾丸疼痛。这类疼痛多由细菌经尿道逆行感染睾丸引起，多发生于单侧，睾丸胀痛，放射至同侧腹股沟及下腹部，睾丸质地变硬，多伴有发热、尿痛。

(3) 病毒性睾丸炎引起的睾丸疼痛。这是病毒引起的睾丸炎症，多发生在腮腺炎后，易影响男性生育，需要高度重视。这类睾丸疼痛以头痛和发热为初始症状，同时出现腮腺部的肿胀。

(4) 慢性睾丸炎引起的睾丸疼痛。多表现为睾丸弥散性增大，质地硬，对痛觉敏感，多由急性睾丸炎治疗不彻底引起。

(5) 急性附睾炎引起的睾丸疼痛。引起的疼痛多发生于单侧，起病急，表现为阴囊迅速肿大伴疼痛，附睾迅速肿大，可伴寒战、高热、恶心及呕吐。

(6) 慢性附睾炎引起的睾丸疼痛。可因急性附睾炎迁延而致，也可由支原体、衣原体等感染直接导致。主要表现为睾丸坠胀不适，阴囊疼痛，放射至大腿内侧及下腹部。

(7) 慢性前列腺炎引起的睾丸疼痛。慢性前列腺炎除引起睾丸疼痛外，多伴有排尿症状，如尿频、尿急及尿不尽。

（刘　涛　江苏省中医院）

10 精索静脉曲张与慢性前列腺炎导致的睾丸疼痛有什么不同？

问题：

我睾丸疼痛半年了，听说这种情况可能是慢性前列腺炎导致的，也可能是精索静脉曲张导致的，请问这 2 种疾病导致的睾丸疼痛有什么不同?

回答：

慢性前列腺炎和精索静脉曲张都是慢性病，均可以引起睾丸疼痛，但不会像急性炎症引起的那么剧烈，但两者还是有差别的。

慢性前列腺炎除引起睾丸疼痛外，还可能导致会阴、肛周、阴茎、下腹部及腰部酸痛，疼痛范围较广。此外，多伴有排尿症状，如尿频、尿急、尿不尽、夜尿增多、尿末滴白及尿道灼热不适。慢性前列腺炎的临床表现可以是上述症状的排列组合，变化多样，反复发作，时轻时重。患者多有长期久坐、憋尿、饮酒史，遇久坐、饮酒、食辛辣刺激的食物复发。部分患者心理压力过大，还可影响性功能及出现精神、情志改变。

精索静脉曲张引起的睾丸疼痛可以单侧发病，也可双侧发病，无排尿症状异常。从肉眼分辨，阴囊外可见蚯蚓状曲张静脉团。这类患者常因工作劳累、久站发作。

如果两者通过临床症状不能鉴别，可通过辅助检查鉴别，最常用的无创检查手段是 B 超检查。前列腺炎患者行 B 超检查可发现前列腺增大、前列腺内钙化灶或结石及前列腺内回声不均匀等情况。精索静脉曲张患者行 B 超检查可发现精索静脉内径增宽、血管迂曲及走行杂乱等情况。此外，男科医生也可选择前列腺液检查明确诊断，前列腺炎患者一般前列腺液中卵磷脂小体、白细胞、pH 等有异常。

（刘　涛　江苏省中医院）

11 精索静脉曲张和下肢静脉曲张是一回事吗？

问题：

我经常看到别人夏天穿短裤，小腿上有一团一团曲张的血管，被诊断为下肢静脉曲张，而我被诊断为精索静脉曲张，请问这2种曲张是一回事吗？为什么我没有看到阴囊有蚯蚓样的血管鼓起来？

回答：

从本质上讲，精索静脉曲张和下肢静脉曲张是非常相似的，都是静脉血管的病变，发病机制也类似。精索静脉曲张的血管也是蚯蚓样一团一团的，只是部位比较特殊，藏在疏松的阴囊内，不是专业人员用手去触摸检查是难以发现的。也有部分程度特别严重的精索静脉曲张，肉眼也可以在阴囊表面看到和下肢静脉曲张一样的团块。下肢静脉曲张有明显的遗传倾向，精索静脉曲张也是这样，上一代有，下一代发病的概率很高。因为两者的发病机制相似，很有可能在一个人身上同时存在这2种曲张。

但是，这2个血管的位置差异很大，涉及的范围不同，发病后引起的危害也显著不同。精索管着睾丸和附睾，故精索静脉出现问题后，会出现生精障碍，引起不育等一系列后果，还可能影响睾丸分泌睾酮，导致全身症状和性功能问题。而下肢静脉曲张的临床表现主要是下肢皮肤和感觉的异常。

（张 坚 南京市江宁中医院）

12 如何自我检查是否患有精索静脉曲张？

问题：

我身边有同学、朋友被诊断为精索静脉曲张，听说很多男性都患有该病，我也有点担心，请问如何简单、方便地自我检查是否患有精索静脉曲张？

回答：

“一看二摸三感觉”，这是简单、方便的自我检查方法。

（1）“一看”：男性可以在站立时脱去裤子，对着镜子观察双侧阴囊的高低是否相同。通常，精索静脉曲张多发生于左侧。如果男性患有精索静脉曲张，可以发现左侧阴囊的位置通常要比右侧阴囊低，同时也可以看到左侧阴囊连接腹股沟处有膨大变粗的血管，甚至有些男性在阴囊的表面皮肤上也可以看到变粗的血管。有些程度较轻的精索静脉曲张，患者平卧后增粗的血管会变得不明显。

(2) “二摸”：很多男性不知道精索静脉的位置，也不知道该触摸哪里进行自我检查。其实，在阴囊连接腹股沟处可以触摸到一束“筋”，这就是精索静脉血管束，当男性患有精索静脉曲张时，该血管束会明显增粗，温度升高。有个简单的小方法，男性可以同时触摸左右两侧的精索静脉血管束，比较粗细是否一样，从而判断。

(3) “三感觉”：当男性患有精索静脉曲张时，通常会伴有一些不适症状，这些症状平时不可能完全感觉不到，如运动后阴囊出现酸胀，甚至疼痛等感觉。

（樊　千　江苏省中医院）

13 确诊精索静脉曲张该做什么检查？

问题：

我感觉自己的症状有点像网络上说的精索静脉曲张，请问需要做哪些检查确诊?

回答：

在精索静脉曲张的诊断过程中，病史、体格检查、彩超检查都非常重要，可以简单地概括为“一问二摸三彩超”。

“一问”就是问病史，问患者有没有患侧阴囊部持续性或间歇性的坠胀感、隐痛和钝痛，是不是站立及行走时明显，平卧休息后减轻。

“二摸”就是摸阴囊，多数患者在体检时发现阴囊内有无痛性蚯蚓状团块。体格检查需在温暖舒适的环境中进行，男科医生应重点对阴囊及其内容物等进行检查，包括站立位和平卧位检查，以了解患者是否存在迂曲、扩张的静脉团。检查内容包括睾丸的大小和质地、附睾、输精管、精索及其血管等。睾丸变小、变软是睾丸功能不全的征象。

“三彩超”就是彩色多普勒超声检查（以下简称“彩超”），其对精索静脉曲张的诊断及分型具有重要价值，其诊断的敏感性及特异性均较高，还可以在不育患者中发现更多的亚临床型精索静脉曲张。彩超既能了解组织器官的解剖结构（包括精索、睾丸及附睾等），又能了解相应部位的血流状况，清楚地显示静脉内有无血液反流，反流的部位、程度及与呼吸、Valsalva 试验的关系等。因此，彩超已成为精索静脉曲张的首选辅助检查方法。

（孙　超　东南大学附属中大医院）

14 精索静脉曲张的分度指的是什么？

问题：

我被诊断为精索静脉曲张，临床型Ⅲ度，请问这个分度指的是什么？

回答：

精索静脉曲张有3种分度的方法，包括按体格检查分度、彩超分度和精索内静脉造影下分度，前2种分度方法更常用。

体格检查分度：①临床型Ⅰ度，阴囊触诊时无异常，但患者屏气增加腹压时可扪及曲张的精索静脉。②临床型Ⅱ度，阴囊触诊可扪及曲张的精索静脉。③临床型Ⅲ度，视诊可以看见阴囊内曲张静脉团块，阴囊触诊时可扪及明显增大、曲张的静脉团。为了方便记忆，常把体格检查分度简单概括为“Ⅰ度憋气能摸到、Ⅱ度直接能摸到、Ⅲ度能看到”。

至于另外2种分度方法，即彩超分度和精索内静脉造影下分度，由于较为专业和复杂，在此不做详细介绍。

（孙　超　东南大学附属中大医院）

第 2 章

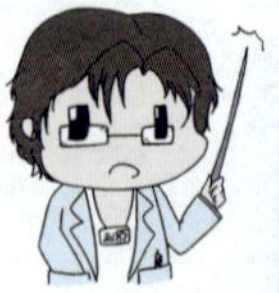

生育影响相关问题

15 精索静脉曲张与男性不育有关系吗?

问题:

我刚刚结婚，计划 2 年内生育，前几天我和妻子都去做了身体检查，阴囊彩超发现我患有精索静脉曲张，请问会影响生育吗?

回答:

本问讨论的是精索静脉曲张与男性不育的关系。临床上，精索静脉曲张是青壮年男性的常见疾病之一，因为精索静脉血流淤积，造成精索血管丛血管扩张、迂曲和变长，从而导致阴囊胀痛及精液质量降低等一系列临床问题。目前普遍认为，精索静脉曲张可影响男性生育，是导致男性不育的重要原因之一。

精索静脉曲张对睾丸有影响，不可避免地会导致精子生成障碍，造成男性不育。在男性不育中，因精索静脉曲张导致的不育占15%~20%；在精索静脉曲张患者中，伴不育者占35%~40%。需要注意的是，就算只是一侧精索静脉曲张，也会影响双侧睾丸功能，且精索静脉曲张的发病时间越长，两侧睾丸所受的损伤越大。因此，一旦男性确诊精索静脉曲张，特别是不育男性确诊精索静脉曲张，应尽早治疗。对于青春期患者，由于睾丸尚处于发育阶段，而精索静脉曲张会造成睾丸损伤，甚至引起睾丸萎缩，故目前很多男科医生主张尽早干预。

还有一点需要注意，就是精索静脉曲张可能导致不育，但并不是所有的精索静脉曲张都会引起不育。也就是说，精索静脉曲张有可能会引起精子数量减少和质量下降，但这种影响不一定会引起男性不育。从理论上讲，男性只要有一个正常的精子，就有可能让女性妊娠。只是说，对于某一例患者个体来说，有了精索静脉曲张造成的精液质量问题，那么其出现不育的可能性会增加，但不是绝对不育。因此，临床可见一些正常生育者也存在精索静脉曲张。严重精索静脉曲张患者的精液质量并不一定异常，也没有不育；相反，一些轻度精索静脉曲张患者却可能有不育。男性如果出现精索静脉曲张，应到正规医院的泌尿外科或男科就诊，以进一步诊断和治疗。

（魏永宝　福建省立医院）

16 如何读懂精液检查报告？

问题：

我和妻子备孕半年多了，妻子一直没有成功受孕，我去医院做了精液检查，我该如何才能读懂这份报告？我的精液报告上有一些异常数值，请问我和妻子还能自然怀孕吗？

回答：

精液检查是评估男性生育能力最基本也是最重要的检查。一般情况下，不是专业人士很难读懂这份报告，下面详细介绍精液检查报告应该怎么看。

精液报告分析的项目有很多，主要包括3个方面。

（1）精液的一般特征，如精液体积、颜色、液化时间及酸碱度（pH）等。精液的体积一般为2~6ml，<1.5ml被认为是精液量偏少，可能是先天性疾病（如先天性双侧输精管缺如、精囊腺发育不良等）、射精管梗阻及逆行射精等造成的。精液的颜色一般是灰白色，如果发现精液呈红色，也就是血精，可能是生殖道炎症或肿瘤等造成的。精液的液化时间一般为15~30分钟，如果超过60分钟，提示精液液化不良，精液液化不良是造成不育的潜在因素。精液的pH一般为7.2~8.0，如果pH <7.0且同时精

液量较少，可能存在精囊腺发育不良或先天性双侧输精管缺如。

(2) 精子的数量和活力，主要包括精子浓度、总数、前向运动精子比例及精子总活力。这也是评估一个男性是否具有生育能力最核心的内容。正常情况下，一个成年男性的精子最低浓度一般不低于 15×10^6/ml，一次射精的精子总数一般不低于 39×10^6/ml，前向运动精子比例不低于 32%。还有一个比较重要的数值就是前向运动精子总数，其是精子总数乘以前向运动精子比例，一般不低于 10×10^6/ml，这一数值更能反映一个男性的生育能力。

(3) 精子形态学分析，即精子畸形率，其最低标准是正常形态精子≥4%，数值过低反映生育能力受损。需要说明的是，精子畸形和胎儿畸形是没有直接关系的。

如果男性精液报告中的一些数值低于这些标准，是不是妻子就不能自然妊娠了呢？也不完全是，且一次精液报告也不能完全反映一个男性的生育能力，低于最低标准只是提示生育能力可能受损，妻子最终能否成功受孕还要综合各方面因素［如男性的性功能、女性的生育能力（卵巢功能、输卵管是否通畅）等］来评估。

（杨晓玉　房建正　江苏省人民医院）

17 精索静脉曲张会影响精子数量吗？

问题：

我和妻子准备生育，我检查精液常规后医生说精子数量少，又进一步做了睾丸 B 超检查，发现左侧精索静脉曲张，请问精子数量少是精索静脉曲张导致的吗？

回答：

精索静脉曲张可能会引起精子数量减少。绝大多数哺乳动物的睾丸都是悬挂于体外的，而精索就是连接睾丸与躯体的类似条索状的组织，其中包含支配睾丸活动的肌肉和神经，输送营养物质的睾丸动脉，以及血液回流的精索静脉。

睾丸动脉内含有营养丰富的动脉血，为睾丸生精、产生雄激素和维持男性第二性征等重要作用源源不断地输送能量，睾丸在发挥这些作用的同时也产生了代谢产物，这些代谢产物就通过精索静脉运送到大静脉，再运送到肝、肾等重要脏器处理分解，分解后回收再利用或排出体外。

男性一旦发生精索静脉曲张，就代表睾丸静脉血液回流可能不畅，这些代谢产物就不能及时运送出睾丸，长期蓄积就可能会造成睾丸生精功能障碍，导致精子数量减少。同时，精索静脉曲张还可以使阴囊局部温度上升，阴囊的温度比人的正常体温低1~2℃，如果温度过高就会引起生精小管变性，逐渐导致生精功能减退，进而引起了精子数量减少。

当然，引起精子数量减少的原因还有很多，如遗传因素、染色体异常、吸烟及酗酒等，需要医生进行鉴别诊断。

（杨晓玉　房建正　江苏省人民医院）

18 精索静脉曲张会影响精子活力吗？

问题：

婚后2年多妻子没有妊娠，我到医院检查了精液常规，报告提示精子活力低，我还患有精索静脉曲张，请问该病和精子活力低有关系吗？

回答：

精索静脉曲张可以引起精子活力下降。精子活力低是指弱精子症，即精子的前向运动比例低于32%。

影响精子活力的因素有很多，如不良的生活习惯（吸烟、酗酒、缺乏运动等）、环境污染（环境雌激素等）、先天性因素（基因突变）、内分泌因素、生殖道感染及精索静脉曲张等。精索静脉曲张是导致精子活力下降的一个重要原因。精索静脉曲张是由精索静脉扩张、迂曲导致的，间接引起睾丸血液回流不畅，导致睾丸的代谢产物不能及时排出，睾丸内部环境紊乱，最终发生睾丸生精功能障碍。

睾丸产生的精子大多是不活动的，只有在附睾中经过 1~2 周的“逗留”，才能成为成熟精子，即具备快速前向运动和与卵子结合的能力。精索静脉曲张的存在会导致附睾功能减退，精子在成熟过程中出现问题，引起精子活力下降。

（杨晓玉　房建正　江苏省人民医院）

19 精索静脉曲张会影响精子形态吗？

问题：

我去医院做了多项和生育相关的检查，发现精子畸形率高，B 超诊断为左侧精索静脉曲张，听说精索静脉曲张可以导致精子畸形率上升，请问这是真的吗？

回答：

精索静脉曲张可以引起精子畸形率异常。精子的正常形态学检查结果为正常形态精子的比例≥4%。如果这一比例降低，就称为畸形精子症。精子畸形率也是评估男性生育能力的重要指标。

精子形态学异常主要包括精子头部异常、颈部异常及尾部异常。正常的精子头部可以穿透进入卵子并与之结合，其畸形可能导致受精障碍，即精子不能与卵子正常结合。由于精子的运动是靠尾部的持续“鞭打”获得快速向前运动的能力，故精子尾部异常可能导致精子活力降低，精子游动得太慢就找不到卵子，也就影响了自然生育。

精索静脉曲张通过影响阴囊的温度调节、破坏睾丸内生精环境等引起睾丸生精功能减退，使产生的精子“次品率”上升，从而引起男性生育能力下降。精子形态学上的畸形并不意味着精子遗传物质异常，也就是说，这些畸形的精子虽然“颜值”堪忧，但其“本质”（DNA）可能并没有问题。精子畸形率影响的是女性受孕的概率，而不是说精子畸形率高就更容易导致胎儿畸形。

（杨晓玉　房建正　江苏省人民医院）

20 精索静脉曲张会影响精子 DNA 碎片指数吗？

问题：

我今年 35 岁，准备生育二胎，但备孕 3 年多妻子也没有自然妊娠，我去医院检查后发现精子 DNA 碎片指数升高，我刚结婚时就曾检查出精索静脉曲张，一直没有重视，最近几年感觉更严重了，我听说精索静脉曲张会影响精子 DNA 的完整性，请问是这样吗？

回答：

精索静脉曲张会影响精子 DNA 的完整性。精子 DNA 碎片是指精子在形成过程中受到有害因素（如氧化应激、吸烟、高温及药物等）影响，使精子 DNA 发生损伤。

精索静脉曲张患者的精液和睾丸中存在过量的活性氧，活性氧能够诱导氧化应激，进一步导致精子 DNA 损伤，致使精子 DNA 碎片指数升高。经过手术治疗的精索静脉曲张患者，其精子 DNA 碎片指数可以不同程度地下降。

一般来说，正常男性的精子 DNA 碎片指数不高于 15%，这一数值若超过 30%则男性的生育能力下降，问题中的情况可能与这个指标升高有关。近年来，有更多的研究表明，精子 DNA 碎片指数升高不仅影响男性的生育能力，还可能导致女性自然流产。

致使精子 DNA 碎片指数升高的因素不仅有精索静脉曲张，生活中的一些不良习惯（如吸烟、酗酒及熬夜等）、长期暴露于有害环境（如高热、毒物及放射线）、泌尿生殖系统感染（如附睾炎、前列腺炎或精囊炎等）及精液中白细胞增多等都会造成这一指标升高。

（杨晓玉　房建正　江苏省人民医院）

21 精索静脉曲张与妻子自然流产有关系吗？

问题：

我和妻子结婚 3 年了，前后发生过 3 次自然流产，都是在妊娠 3 个月左右发生的，到目前为止，我们一直没有成功生育，妻子到医院检查没有发现异常，夫妻双方的染色体检查结果也是正常的，只是我患有重度双侧精索静脉曲张，请问精索静脉曲张与妻子自然流产有关系吗？

回答：

人类的妊娠其实是很低效的，约有 30% 的胚胎还未出现在子宫内，在种植期就失败了；接下来，在种植成功后到停经 1 个月内又有约 30%出现生化妊娠；停经 1 个月后到检测出胚胎，又有约 10%失败，这部分病例临床上才称为自然流产。临床上，自然流产的发生率为 15%~20%，而反复（2 次以上）自然流产的概率不到 5%。如果说一次流产是一种自然选择的过程，那么反复自然流产应该被当作一种疾病，需要发现原因，进而干预。

对于提供 50%基因的男方来说，有引起配偶反复自然流产的原因，如染色体数目和结构异常，需要抽血检查染色体。然而，女性不明原因反复自然流产的发生率将近 50%，其中男方因素可能主要与精子 DNA 损伤相关。精子需要提供 DNA 去参与胚胎的发生，这个环节出了问题就可能增加胚胎发育失败的风险。

一项 meta 分析纳入了 2969 对夫妻的数据，结果发现，男方精子 DNA 损伤显著增加了女方发生自然流产的风险。导致精子 DNA 损伤的因素有很多，如高温、电离辐射、环境因素及药物因素等。而睾丸因素中最常见的外科疾病就是精索静脉曲张，其影响精子 DNA 损伤的机制包括高温、氧化应激、肾代谢产物及激素异常等。精索静脉曲张患者与正常男性相比，精子 DNA 损伤的风险平均增高约 9.84%。因此，精子 DNA 损伤可能是精索静脉曲张与自然流产相关的中间因素。一项 meta 分析发现，精索静脉曲张手术可以显著降低精子 DNA 损伤的发生率约达 3.37%。并且，对于重度精索静脉曲张合并较高的精子 DNA 损伤，手术获益更加明显。精索静脉曲张手术可以增加自然妊娠率、活产率，降低流产率及辅助生殖技术失败率。

因此，国际生殖医学专家推荐，对于临床型精索静脉曲张患者，尤其是精液常规检查正常者，应进行精子 DNA 损伤检测，将其作为是否手术的指征，因为较高的精子 DNA 损伤与反复自然流产和辅助生殖技术失败均有关联。

（潘　锋　南京市妇幼保健院）

22 夫妻备孕 1 年多失败，是精索静脉曲张导致的吗？

问题：

我和妻子都是 28 岁，结婚 1 年多了，备孕失败，备孕期间妻子做了很多检查，均未发现异常，我被诊断为精索静脉曲张，请问我们的情况和精索静脉曲张有关系吗？

回答：

世界卫生组织（WHO）规定，育龄夫妻同居超过 1 年且未采取任何避孕措施，如果女方仍然无法自然妊娠即称为不孕。如果由于男方因素导致女方无法自然妊娠，则称为男性不育。因此，如果诊断不孕不育，夫妻双方都应该进行相应检查，排除女方问题后，再从男方因素考虑。此时，还需要考虑夫妻双方性生活是否顺利、规律等可能影响精卵结合的外在因素。

在男方因素中，精索静脉曲张是最常见的外科疾病。在普通男性人群中，精索静脉曲张的发生率为 10%~15%。在不育男性中，伴临床型精索静脉曲张者占 35%~40%；而在继发性男性不育患者中，精索静脉曲张的发生率可达 80%。精索静脉曲张主要通过影响睾丸内的生精细胞和间质细胞影响男性生育，机制可能包括高温、氧化应激及代谢产物等。影响生精细胞导致的结果就是精子质量下降，甚至精子 DNA 损伤。影响间质细胞导致的结果是雄激素水平下降。有研究发现，年龄较大（>30 岁）精索静脉曲张患者的睾酮浓度低于年轻患者，这一趋势并未在无精索静脉曲张的男性中发现。但男性患了精索静脉曲张，未必就会不育。

然而，越来越多的数据分析显示，精索静脉曲张手术可以提高自然妊娠率，降低自然流产率和辅助生殖技术失败率。所有手术获益的患者，可能主要是因为精子 DNA 损伤发生改善（尤其是重度精索静脉曲张合并精子 DNA 损伤的患者）。因此，精索静脉曲张的诊断，应当加上精子质量下降，尤其是精子 DNA 损伤增加，才能更有理由认为主要是由精索静脉曲张影响了男性的生育能力，手术可以获益。

那么未避孕 1 年以上妻子未自然妊娠，男性体检发现的精索静脉曲张就是原因吗？这个问题不能简单地回答，还需要先排除女方因素及其他因素，然后综合男方精子质量、精索静脉曲张的严重程度来判断。精索静脉曲张与男性不育的相关性有多大，手术的获益程度可能就有多大。

（潘　锋　南京市妇幼保健院）

23 一侧精索静脉曲张，为什么另一侧睾丸生精也受影响？

问题：

我结婚后 2 年一直没有生育，检查发现精子活力低下，医生诊断为左侧精索静脉曲张，但是我右侧睾丸正常，没有精索静脉曲张，为什么还是影响了生育？

回答：

精索静脉曲张是通过以下几个途径影响精子质量的，如阴囊温度增加、代谢产物反流、缺氧及内分泌异常等。而两侧阴囊之间存在丰富的脉管交通支，也就是说，左侧精索静脉曲张不仅影响左侧睾丸的生精微环境，也会影响对侧睾丸的生精微环境。即使精索静脉曲张只影响一侧睾丸产生精子的功能，假设双侧睾丸贡献同样多的精子，高比例的异常精子也会造成精液质量总体下降。

（杨慎敏　苏州市立医院）

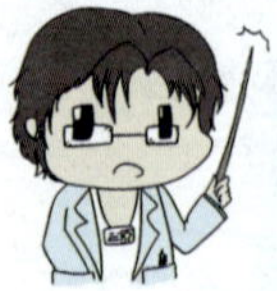

第3章 治疗方法相关问题

24 患了精索静脉曲张该怎么办?

问题：

医生说我患有精索静脉曲张，请问该怎么办?

回答：

精索静脉曲张最初的发现方式：①男性洗澡时无意间触摸到阴囊上方连着睾丸处有根很粗的“筋”，担心之下到医院行 B 超检查时发现。②左侧或双侧睾丸隐痛。

对于如何选择治疗方案，很多患者不知所措。

首先，可以随访观察。如果男性初次发现该病且没有疼痛症状，精液质量也基本正常，那么先备孕完成生育，其后避免剧烈运动和深蹲，每年 B 超复查 1 次，随访观察病情变化。

其次，可以考虑非手术治疗。男性若有隐痛不适，B 超提示左侧精索静脉曲张，内径轻度增宽 0.2~0.3cm，可以口服药物缓解疼痛症状，同时检查精液质量。不管是中药治疗，还是西药治疗，其主要目的都是缓解症状，阻止病情进一步发展，已经增粗、变宽的精索静脉是不会萎缩回去的，只有少数亚临床型患者（B 超提示精索静脉内径约 0.19cm，休息后晨起检查 B 超提示无曲张）是可能萎缩的。

最后，可以考虑手术治疗。对于中重度精索静脉曲张且伴有阴囊坠胀、疼痛及精液质量下降的患者，还未生育者需要优先考虑手术治疗。此外，心理负担较大的轻度精索静脉曲张患者，若不愿意长期口服药物治疗，也可以考虑手术治疗。如果患者已经生育或特别恐惧手术，则可以非手术治疗缓解疼痛症状。如果是青少年出现精索静脉曲张，要先检查肾静脉 B 超，排除胡桃夹综合征引起的继发性精索静脉曲张。

（樊　千　江苏省中医院）

25 哪些药物可以治疗精索静脉曲张?

问题：

患了精索静脉曲张是否一定要手术？如果采用药物治疗，需要吃哪些药物?

回答:

精索静脉曲张是男性的常见疾病之一。在普通男性人群中，精索静脉曲张发生率为10%~15%；在男性不育患者中，伴精索静脉曲张者占35%~40%。可见，精索静脉曲张的发生率很高，但并不是每例精索静脉曲张患者都要进行手术治疗。

精索静脉曲张的治疗应根据患者是否伴有不育或精液质量异常、有无临床症状、静脉曲张程度及有无其他并发症等情况区别对待。精索静脉曲张的手术适应证主要针对临床型患者。对于成年男性，其适应证包括：考虑精索静脉曲张导致精液质量下降而引起不育；精索静脉曲张引起睾丸疼痛，药物治疗无效；中重度精索静脉曲张引起雄激素水平下降。对于青春期男性，其适应证包括中重度精索静脉曲张、影响睾丸正常发育、睾丸生精功能下降、睾丸酸痛严重、双侧曲张。

对于症状轻微及亚临床状态的精索静脉曲张患者，医生常给予药物治疗。治疗精索静脉曲张的药物包括：①迈之灵片，具有抗感染、抗渗出、保护静脉管壁的胶原纤维作用，可逐步恢复静脉管壁的弹性和收缩功能，增加静脉血液的回流速度，降低静脉压，从而改善由精索静脉曲张所引起的症状。②地奥司明片，具有抗感染、抗氧化作用，可提高静脉张力，降低毛细血管的通透性，提高淋巴回流率，减轻水肿，可改善临床型精索静脉曲张引起的疼痛症状，且能延缓亚临床型精索静脉曲张向临床型进展。③羟苯磺酸钙分散片，是一种微血管保护剂，对微循环障碍引起的疼痛效果良好。

（刘　涛　江苏省中医院）

26 已经生育了，精索静脉曲张还需要手术吗？

问题：

我结婚前就诊断出精索静脉曲张，当时医生建议手术治疗，但我并没有进行手术，婚后依然顺利地生育了2个孩子，当时我很庆幸没有听取医生的建议进行手术，但这2年我感觉阴囊坠胀越来越严重，医生再次建议我进行手术，由于之前的经历，我很犹豫，请问像我这种没有生育要求的精索静脉曲张患者该不该进行手术治疗?

回答：

精索静脉曲张是男性的常见疾病之一，主要发生在男性青春期之后。临床上，因精索静脉曲张进行手术的患者大多是尚未生育的患者，这与该病的一个危害有关，那就是会影响男性的精子质量，进而导致不育。因此，对于精子质量较差的精索静脉曲张患者，医生都推荐进行手术治疗，且这部分患者的比例占据精索静脉曲张手术人群的大部分，但这并不意味着生育后的患者就不需要手术了。

多数精索静脉曲张患者无自觉不适而在体检时被发现，或因不育就诊时被查出。有症状的患者多表现为阴囊坠胀或胀痛，疼痛可向腹股沟区、下腹部放射，站立时加重，平卧休息后减轻。

医生建议，对于重度精索静脉曲张且伴有严重阴囊坠胀的患者，可以选择手术治疗，或经药物治疗无效的患者也可以考虑手术治疗。可以说，手术治疗是精索静脉曲张目前最有效的治疗方法。另外，少部分精索静脉曲张患者同时伴有腹股沟疝或睾丸鞘膜积液，这部分患者无论症状轻重均可进行手术治疗。

（王久林　江苏省省级机关医院）

27 老年男性发现精索静脉曲张需要手术吗？

问题：

我父亲今年 73 岁，精索静脉曲张好多年了，目前症状较重，阴囊坠胀感剧烈，之前一直进行药物治疗，还经病友介绍使用了阴囊托，但改善不明显，他平时健康状况不佳，请问这种情况可以手术治疗吗？

回答：

精索静脉曲张主要发生于青壮年，但临床上也有一小部分老年男性患有精索静脉曲张。主要原因是随着年龄的增长，人的静脉瓣膜功能下降，导致精索静脉血流淤滞而发生。对于轻中度精索静脉曲张的老年患者，由于症状并不是很严重，可以优先选择药物治疗或物理治疗，如阴囊托等。对于重度且非手术治疗无效的老年患者，可以酌情进行手术治疗。

当然，老年患者如果短期内出现精索静脉曲张，还需要警惕腹膜后肿瘤（如肾癌）的可能，因为腹膜后肿瘤生长到一定体积会影响精索静脉的回流，导致精索静脉曲张，故如果确实是这类原因引起，那么就需要进行肿瘤手术。

精索静脉曲张手术的创伤较小，尤其是近年来手术越来越微创，故老年患者无须过分担心是否能耐受手术。

（王久林　江苏省省级机关医院）

28 青春期男性患精索静脉曲张需要治疗吗?

问题:

我儿子今年 15 岁，他自觉左侧阴囊上方有一团“软块”，平时无不适感，去医院检查，超声提示左侧重度精索静脉曲张，请问该怎么办?

回答:

精索静脉曲张是青春期男性常见的泌尿外科疾病之一。在青春期男性中，精索静脉曲张的发生率为 15.7%。对于 10 岁以下的男孩，精索静脉曲张的发生率<1%。据统计，2~6 岁男孩发生精索静脉曲张的概率为 0.8%，7~10 岁为 1.0%，11~14 岁为 7.8%，15~19 岁为 14.1%。青春期男性患精索静脉曲张后往往没有症状，多在体检时发现。极少数青春期男性因为睾丸疼痛或阴囊肿物而就诊。青春期精索静脉曲张患者的处理要比成年患者困难，且存在一定争议。

青春期男性的精索静脉曲张与睾丸功能损害和不育密切相关，是导致男性不育最常见的原因。有证据表明，精索静脉曲张会导致某些患者青春期睾丸功能进行性损害，造成血清睾酮水平逐渐下降和精子发生异常。当儿童及青少年出现以下症状时，建议考虑行精索静脉曲张手术：①与精索静脉曲张相关的睾丸体积缩小（患侧睾丸体积较对侧睾丸小 2ml 或 20%）；②合并影响生育功能的其他睾丸问题；③精液质量异常；④双侧可扪及精索静脉曲张；⑤症状性精索静脉曲张。

因此，建议求诊者带着孩子去医院检查一下睾丸体积和性激素水平，方便的话，也可以考虑进行精液检查（不是必需的）。如果检查发现青春期男性出现精液质量下降、睾酮水平低下或左侧睾丸体积小于对侧 20%（或绝对值小于 2ml）等情况，则建议考虑手术治疗。手术有利于患侧睾丸功能的恢复。手术是目前治疗精索静脉曲张的主要手段，显微镜下精索静脉曲张结扎术是目前国内外普遍推荐的治疗青春期男性精索静脉曲张的最佳手术方式。

（李　朋　上海市第一人民医院）

29 青春期男性患精索静脉曲张需要手术吗？

问题：

我儿子读中学，检查出精索静脉曲张，平时没有不适，需要手术吗？

回答：

精索静脉曲张可以分为3度：①临床型I度，阴囊触诊无异常，但患者屏气增加腹压（Valsalva 试验）时可扪及曲张的精索静脉。②临床型II度，阴囊触诊可扪及曲张的精索静脉。③临床型III度，视诊可以看见阴囊表面有曲张的静脉团块，阴囊触诊可扪及明显增大、曲张的静脉团块。在检查的时候，男科医生应该同时触摸患者的睾丸大小，看是否伴有睾丸变小。在平卧位和站立位通过超声检查可以看到静脉血液反流到蔓状静脉丛里。超声检查应包括睾丸体积，以描述是否存在睾丸发育不良。对于青春期男性，与另一侧睾丸比较，一侧睾丸容量下降>2ml 或 20%就认为睾丸发育不良。

青春期男性行精索静脉结扎术的指征包括：①伴有睾丸发育不良的精索静脉曲张；②睾丸情况影响生育；③双侧可以触摸到精索静脉曲张；④精液质量的病理性改变（年龄较大的青春期患者）；⑤有症状的精索静脉曲张。

精索静脉曲张比较严重时，可引起患者生理上或心理上出现不适，可以考虑进行手术治疗。轻度精索静脉曲张应该观察，随访到适当年龄，必要时行精液检查，再确定下一步的治疗方案。

青春期男性发现患有精索静脉曲张该如何治疗？需不需要做手术？患者还是要到医院请专业医生进行检查和评估，制订合理的治疗方案。

（李小鑫　南通市中医院；俞俊杰　苏北人民医院）

30 胡桃夹综合征引起的精索静脉曲张需要手术吗?

问题:

请问胡桃夹综合征引起的精索静脉曲张需要手术吗?

回答:

精索静脉曲张按病因可分为原发性和继发性。胡桃夹综合征是青春期男性继发性精索静脉曲张的主要病因之一。由胡桃夹综合征引起的精索静脉曲张也需要手术治疗,但由于其复发率高,应该注意什么情况下需要进行手术。

胡桃夹综合征作为原发性疾病,下列情况需要进行手术:①经 2 年以上观察或内科对症治疗症状无缓解或加重者;②出现并发症者,如腰酸、头晕及乏力;③有肾功能损害者。对于大部分儿童、青少年患者,在临床上虽有反复发作的镜下血尿或间断性、短时无痛肉眼血尿,但无贫血、腰痛,可以观察随访。原因主要有 2 个:一为这类患者可以等待侧支循环建立;二为肠系膜上动脉起始部周围脂肪结缔组织增加可缓解左肾静脉的压迫程度。合并有精索静脉曲张的胡桃夹综合征患者需要评估睾丸功能,包括:①睾丸大小、质地;②精液质量;③血清睾酮水平。如果睾丸功能下降，则需要手术治疗。

（余　文　南京鼓楼医院）

31 精索静脉一侧重度曲张、一侧轻度曲张，该怎么办？

问题：

我患有精索静脉曲张，B 超提示左侧重度曲张（3.4mm），右侧亚临床型曲张（1.9mm），医生建议我做手术，我在网络上看到亚临床型曲张可以进行非手术治疗，那我做手术是只需要做左侧吗？还是要做双侧？

回答：

对于外科医生来说，患者是否应该做手术，以及做什么手术，都有严格的手术指征和适应证。中华医学会男科学分会编写的《精索静脉曲张诊断与治疗中国专家共识》对精索静脉曲张手术的适应证做了明确规定：单纯一侧中重度曲张，合并有精液异常，或伴发相关症状（如会阴、睾丸坠胀疼痛），或血清睾酮水平明显下降，都可进行手术；对于单纯亚临床型精索静脉曲张（即平静呼吸时 B 超提示精索静脉的最大内径为 1.8～

2. 1mm)，一般不推荐进行手术治疗。但对于一侧临床型曲张、另一侧亚临床型曲张的患者，有手术指征时应该行双侧手术治疗。因此，本例患者还是需要做双侧精索静脉结扎术。

（周　兴　湖南中医药大学第一附属医院）

32 精索静脉曲张合并严重少、弱精子症，做手术有效吗?

问题：

我化验过很多次精液，每次精子数量和活力都很差，睾丸大小基本正常，服用过多种药物，但疗效不佳，还患有左侧精索静脉曲张，请问做手术能改善我的情况吗?

回答：

这种情况做手术要慎重。对于严重的少、弱精子症，如果患者的精子浓度低于 5×10^6/ml，无须急于手术，首先需要进一步明确诊断，排除其他可能导致严重精液异常的病因，建议患者完善性激素、彩超、染色体核型分析及 Y 染色体微缺失等检查。性激素水平可以大致反映睾丸生精功能的受损程度，如果激素化验中血清卵泡刺激素水平过高，手术效果可能不理想。

这种情况下，彩超需要检查的部位包括阴囊、精囊及前列腺，如果发现精液输送管道堵塞或不完全堵塞，也可能会导致精子数量和活力下降。如果只针对精索静脉曲张治疗，可能手术效果不佳。

精子数量特别少的时候，患者还需要检查染色体核型和 Y 染色体微缺失，如果这 2 项检查发现异常，不建议进行手术治疗，因为导致生精障碍的遗传学缺陷采取手术治疗是不能得到纠正的。如果患者不存在这 2 项遗传缺陷，也不是非要采用手术治疗，辅助生殖技术也是一种非常有效的治疗手段。

如果排除其他导致生精障碍的原因，精索静脉曲张手术可能会有比较好的结局，但严重少、弱精子症患者采用手术治疗精索静脉曲张的预后难以预测，精子质量可能会变好，也可能会变得更差。如果有条件，患者可以在手术前把精子冻存一部分，以防不良结局。

（杨慎敏　苏州市立医院）

33 精索静脉曲张合并无精子症，做手术有效吗？

问题：

我做了 3 次精液化验都没有发现精子，医生说我的睾丸偏小且患有左侧精索静脉曲张，染色体核型分析和Y染色体微缺失检查均未发现异常，附睾和射精管也没有堵塞迹象，血清指标卵泡刺激素比正常范围高一些，请问这种情况做手术可以改善吗?

回答:

从本例患者的精液化验结果来看，这种情况属于非梗阻性无精子症。顾名思义，也就是睾丸本身的生精功能障碍导致不能产生精子，而不是因为输精管堵塞。非梗阻性无精子症的病因复杂，目前并没有依据可以推断是精索静脉曲张直接导致的无精子。在某些情况下，精索静脉曲张可能是导致无精子的“最后一根稻草”。而且，无精子症患者的睾丸内部生精环境并非完全一致：有些如毫无生机的一片荒漠，寸草不生；有些如茫茫荒漠中残存几处绿洲；有些只是缺少雨露滋养才导致颗粒无收，施肥浇水后就有收获的希望；有些沙漠绿洲被附近的化工厂污染了，把化工厂迁走还会获得一线生机。

根据国内外医生的经验，非梗阻性无精子症患者排除了常见的异常后行精索静脉曲张手术可能是有帮助的，甚至有一小部分（<10%）患者术后自己排出了精子。对于合并精索静脉曲张的非梗阻性无精子症患者，如果采取精索静脉曲张手术治疗，即使不能使妻子成功自然受孕，但在之后的睾丸取精手术中获得精子的概率增加，为其带来更多的生育希望。

总的来说，精索静脉曲张手术改善了睾丸的生精环境，对一部分患者来说是有用的，非常理想的情况下甚至可以使患者的妻子自然受孕。

（杨慎敏　苏州市立医院）

34 准备做体外受精胚胎移植术，精索静脉曲张还有必要手术吗？

问题：

我和妻子今年都是 30 岁，结婚 2 年了妻子还没有自然妊娠，准备做体外受精胚胎移植术，到医院做了相关检查，发现我患有精索静脉曲张，听说该病对生育有影响，但是我们准备做体外受精胚胎移植术的话，精索静脉曲张还有必要手术吗？

回答：

对于成年临床型精索静脉曲张患者，如果同时存在以下情况，是强烈推荐手术的，即夫妻规律性生活、未避孕 1 年以上不孕不育，男方精液质量异常（如少、弱、畸精子症），女方生育能力正常或虽有影响生育的疾病但可治愈。据此，如果夫妻是因为男方因素准备做体外受精胚胎移植术，大部分情况应该先行手术治疗精索静脉曲张。

此外，根据相关专家共识，如果女方患有明确导致不孕的疾病，男方存在精索静脉曲张合并精液质量异常，经过1~2个辅助生育周期未成功，且原因为精卵结合异常者，可考虑行精索静脉曲张手术。因此，如果夫妻是因为长时间不孕不育而选择辅助生育技术（如体外受精胚胎移植术），男方患有精索静脉曲张，此时应根据2~3次精液质量的检测结果判断，经医生确定存在异常，应当先行手术治疗精索静脉曲张。手术后，根据精液质量的改善情况，可考虑自然受孕；手术亦可提高辅助生殖技术的成功率。如果检查结果未显示精液质量明显异常，可考虑直接行辅助生殖技术。

还有一部分夫妻是因为不明原因的单次或反复自然流产而考虑行体外受精胚胎移植术，此时如果男方合并精索静脉曲张，手术治疗可能会带来更高的妊娠率和活产率（妊娠率和活产率的差距主要就是流产率），这可能与手术改善了精子的DNA损伤有关。有研究发现，精子携带较高的DNA碎片与自然流产和辅助生殖技术失败均相关。因此，推荐临床型精索静脉曲张患者检测精子DNA碎片指数。

总之，这个问题的答案并不是简单的“是”和“否”，还应该结合患者的病史、精子质量及精子DNA碎片指数来具体分析。

（潘　锋　南京市妇幼保健院）

35 辅助生殖技术失败，精索静脉曲张患者可以回过头再做手术吗？

问题：

我今年 32 岁，精子数量和活力都较差，精索静脉曲张明显，由于担心手术风险，我和妻子选择做体外受精胚胎移植术，妻子取卵 2 次，但胚胎移植后均没有成功受孕，她今年 29 岁，检查没有发现严重问题，2 次体外受精胚胎移植术失败让她心力交瘁，请问这种情况下我可以再试试精索静脉曲张手术吗？

回答：

这种情况，选择精索静脉曲张手术不失为一种有效方法。妻子的年龄是医生选择治疗方法的重要参考依据。女性的卵巢功能在成年后随着年龄的增长会逐渐下降，35 岁只有 25 岁时的一半，超过 40 岁的女性无论是自然受孕还是辅助生殖技术助孕，成功率都会明显下降。本例患者的妻子只有 29 岁，没有卵巢功能差等严重问题，自然受孕还是有很大希望的。

体外受精胚胎移植术是一种非常有效的助孕方式，但也不是万能的，体外受精胚胎移植术不成功，自然受孕未必不成功，毕竟人工助孕不能完全模拟人体自我调节的过程，体外受精胚胎移植术时人体对促排卵针的反应、子宫环境的变化、胚胎体外生长的环境及心理因素等，都可能会影响妊娠的成败。体外受精胚胎移植术失败，采取精索静脉曲张手术治疗后，女方还是有机会自然受孕的。

当患者面临选择精索静脉曲张治疗方法的时候，医生通常会综合多个因素，尤其是患者的主观诉求，给出最终建议，但是每一种治疗方法都不能保证百分之百有效。医生需要考量的因素包括患者的要求，有些患者倾向于采用药物治疗，有些患者倾向于接受手术治疗，有些患者则选择采用辅助生殖技术。女方因素是决定治疗选择的重要指标，男科医生也需要了解患者妻子的年龄、卵巢功能、输卵管是否通畅等信息。

精索静脉曲张怎样治疗最好，没有标准答案，患者及其妻子是治疗决策的重要参与者。

（杨慎敏　苏州市立医院）

36 梗阻性无精子症合并精索静脉曲张的患者应该选择什么样的治疗方案？

问题：

我丈夫的精液检查结果示没有精子，超声提示双侧睾丸体积正常、双侧附睾细网格状改变，同时伴有双侧精索静脉曲张，曾行睾丸穿刺证实睾丸内有精子，请问接下来该如何治疗？是直接做体外受精胚胎移植术，还是先做精索静脉曲张手术，待改善精子质量后再做体外受精胚胎移植术？

回答：

目前，男方的诊断是“梗阻性无精子症，双侧精索静脉曲张”。因此，想解决生育问题，治疗方案主要有2种：一是直接男方穿刺取精/女方取卵行体外受精胚胎移植术助孕；另一种是男方行精道显微重建手术，根据精液情况尝试自然妊娠。基于此治疗原则，该夫妻的治疗方案如下。

（1）如果女方存在不孕因素（如多囊卵巢综合征、输卵管梗阻等），或想尽快妊娠，或男方存在精道重建的禁忌证（如全身性疾病不能耐受手术等），则考虑行睾丸取精手术来完成体外受精胚胎移植术助孕。

（2）如果双方期望自然妊娠，同时女方条件允许，且男方无明显的手术禁忌证，则考虑行精道探查+显微重建手术。此时，笔者建议男方先处理精道梗阻的问题，二期再决定是否处理精索静脉曲张。如果男方精道重建后女方自然妊娠，精索静脉曲张可不予处理（除非后期出现精索静脉曲张导致的阴囊坠胀）。如果男方精道重建后精液中出现精子，但精子质量较差，可考虑处理精索静脉曲张以改善精子质量，但术中一定要保护好精索内动脉。如果男方术后精液中一直未出现精子，则无须处理精索静脉曲张，直接再考虑行睾丸取精术，准备体外受精胚胎移植术助孕。

(3) 部分学者建议此类患者同时行精道重建+精索静脉曲张结扎术。笔者认为该治疗方案存在发生睾丸萎缩的风险，安全起见，建议分期手术。

综合求诊者的情况，建议男方先尝试精道显微重建手术，根据术后情况再决定是否处理精索静脉曲张。

（李 朋 上海市第一人民医院）

37 非梗阻性无精子症合并精索静脉曲张的患者应该选择什么样的治疗方案？

问题：

我的精液检查结果示没有精子，超声提示双侧睾丸体积偏小、双侧精索静脉曲张，且卵泡刺激素和黄体生成素水平升高，行睾丸穿刺证实睾丸内未见精子，请问我应该选择什么样的治疗方案？

回答：

目前，本例患者的诊断是“非梗阻性无精子症，双侧精索静脉曲张”。因此，想解决生育问题，首先需要进一步明确病因，如有无手术史、放化疗史、腮腺炎后睾丸炎史等。然后，需要进一步做检查明确病因，如染色体核型、Y 染色体微缺失等检查。最后，基于检查结果进行综合治疗。

这种情况的治疗方案主要为药物治疗+手术治疗。药物治疗主要使用促生精药物，至少用药约 3 个月。重点讨论手术治疗，因为最终借助于手术治疗的可能性高达 80%~90%。根据目前的研究和笔者的经验，建议本例患者先处理双侧精索静脉曲张，再根据情况决定是否需要行睾丸显微取精术。有研究表明，非梗阻性无精子症合并精索静脉曲张时，精索静脉曲张结扎术后精液中自然出现精子的概率高达 10%~30%，甚至女方可自然妊娠；如果精液中没有出现精子，则考虑 12 个月后再行睾丸显微取精术，患者仍有 30%以上的概率成功获取精子，通过体外受精胚胎移植术获得亲生子代。

综合本例患者的情况，建议先完善检查，然后行药物治疗，必要时先行显微镜下精索静脉曲张结扎术，再行睾丸显微取精术。

（李　朋　上海市第一人民医院）

38 精索静脉曲张手术会不会影响性功能？

问题：

我患有重度精索静脉曲张，已经预约手术了，请问精索静脉曲张手术会不会影响性功能？

回答：

部分重度精索静脉曲张患者会出现阴囊、睾丸坠胀不适，影响精液质量，故有手术治疗指征。手术过程是结扎曲张的精索内外静脉、提睾肌静脉及引带静脉，对阴茎的血供和神经没有影响，故手术不会对性功能造成影响。

为了让手术切口恢复得更快、更好，患者术后 4 周内应禁止性生活。4 周后患者刚开始性生活时，频率不能太高，也不能过于剧烈。如果患者前几次性生活时觉得硬度下降、状态不佳，不要过于紧张，无须担心是手术造成的。

（周　兴　湖南中医药大学第一附属医院）

39 精索静脉曲张有哪些手术方式？各有什么优缺点？

问题：

目前，精索静脉曲张有哪些手术方式？各有什么优缺点？

回答：

目前，精索静脉曲张的手术方式主要有3种。

（1）精索静脉高位结扎术（开放手术）：目前，不少医院还在开展这种术式，其手术切口一般分为经腹股沟途径（左侧腹股沟）和经腹膜外途径（左侧内环口上方）。一般切口长2~3cm，手术时间约1小时。因不易很好地保护精索动脉，这种手术具有一定的复发率。

（2）腹腔镜精索静脉高位结扎术：其和开放手术的原理类似，都是从高位结扎精索静脉，只是腹腔镜手术是在腹部脐下和两侧中腹部外侧打3个孔道，利用腹腔镜具有放大视野、切口微创的优点，直接在人体内操作。该术式特别适用于双侧精索静脉曲张的患者，利用3个操作通道，完成左右两侧的精索静脉曲张手术。该术式的缺点是费用偏高，不易很好地保护精索动脉，具有一定的复发率。

（3）显微镜下精索静脉结扎术：该术式是近年来在国内男科

领域普遍采用的手术方式，切口一般选择在腹股沟下或经腹股沟，利用显微镜的放大优势和手术位置的下移，可以更好地结扎曲张的静脉，且避免了动脉和淋巴管的损伤，手术创伤小，术后复发率低。但该术式需要医生经过专业的培训，且需要一定时间才能掌握好，一般在综合性医院的男科开展。

综上所述，术者一般会根据各地区、各医院、患者的具体情况及自身经验选择手术方式。

（宋　涛　南京鼓楼医院；文焰林　南充市中心医院）

40 精索静脉曲张手术的风险大吗?

问题:

我患有精索静脉曲张，疼痛已经影响了我的生活，医生建议我进行手术治疗，请问精索静脉曲张手术有哪些风险？这些风险大吗?

回答:

精索静脉曲张手术和其他手术有些风险是类似的，但又有其特有的风险。现阶段，治疗精索静脉曲张的手术方式有很多种，如开放手术、腹腔镜手术、显微镜手术，各有其优缺点，不管选择哪一种手术，都存在一定风险。那么具体的手术风险有哪些？首先就是麻醉风险，在这里不做过多阐述，下面主要介绍手术中和手术后可能存在的风险。

（1）水肿：有些患者做完手术后，会发现做过手术的那一侧阴囊肿了，这种情况较常见，主要是因为术者在术中把有问题的、增粗的精索静脉结扎了，只留下输精管静脉，故术后短期内出现水肿。患者无须担心，遇到这种情况把阴囊托高，注意卧床休息，一般一段时间后就会恢复。

（2）出血：一般术中出现少量的出血是没有问题的，术者都会仔细地止血，术后皮下有少量的淤血也属于正常情况。但极少数情况下会发生出血量较大，术者保守处理无效，遇到这种情况就要再次将患者运回手术室止血。

（3）有损伤周围重要器官或组织的可能性：精索周围及精索内并非只有增粗的精索静脉，如精索内还有精索动脉、输精管、输精管动静脉等，故术者在手术过程中就有可能会损伤周围的器官或组织，尤其是遇到变异的情况下。但一般情况下，术者都会把重要的器官或组织分离出来后再仔细结扎精索静脉，尤其是显微镜的应用，更是大大减少了该类风险的发生。

当然，还存在一些其他风险，如感染、基础疾病等，手术的选择要综合判断。总体来说，精索静脉曲张手术是一类比较安全的手术，故患者无须担心，应保持良好的心态，增加战胜疾病的勇气。

（高庆强　南京鼓楼医院）

41 患有糖尿病，精索静脉曲张术后切口是否不容易好?

问题:

我患有精索静脉曲张，现在症状很严重，走路时也感到有明显的坠胀，医生建议我进行手术治疗，但是我还患有比较严重的糖尿病，平时一直注射胰岛素，且血糖控制得不理想，故我很担心如果进行手术会导致切口感染，请问这种情况该怎么办?

回答:

糖尿病患者都知道伤口不易愈合，故本例患者担心术后的切口愈合情况非常正常。但只要做到以下几点，糖尿病患者则无须担心术后的切口愈合问题。

第一，术前控制血糖。这里说的术前控制血糖，并不是要把血糖控制到正常水平，适当地放宽血糖标准，术者也能接受。

第二，术中可以选择微创的手术方法，尽量缩小切口尺寸。例如，传统的手术方式是经腹股沟或腹膜后高位结扎，此类手术切口相对较长，往往达 5cm 以上，同时此处皮下脂肪较厚，术后切口不愈合的概率稍大。但随着科学技术的发展，手术切口越来越小。现在可以选择腹腔镜手术，仅通过 3 个<1cm 的小孔切口就可以完成手术。医生还可以进行经阴囊根部的显微镜手术，这

种方式仅在阴囊根部做一个 1cm 的切口就可以完成手术。这些将切口缩小的术式大大减小了切口不愈合的概率。可以说，随着科学技术的发展，对于糖尿病患者，医生完全能够进行精索静脉曲张手术。

（王久林　江苏省省级机关医院）

42 精索静脉曲张手术有哪些麻醉方式?

问题:

我患有双侧精索静脉曲张，需要做手术治疗，医生告诉我这个手术需要全身麻醉，我很担心，请问这种手术必须全身麻醉吗?

回答:

目前，手术是精索静脉曲张的常用疗法，术式包括传统开放手术、腹腔镜手术、显微镜手术等。现阶段，医院常用的麻醉方法有 2 种，即全身麻醉和局部麻醉。那么这 2 种麻醉方式有哪些不同?

（1）局部麻醉：适用于小手术，如割双眼皮及皮肤创面的清创、缝合等。局部麻醉术后一般恢复较快，恶心、呕吐等麻醉反应发生率较低，血流动力学稳定。但局部麻醉时患者一般处于清醒状态下，容易引起患者精神紧张、疼痛，进而难以配合手术。

需要注意的是，椎管内麻醉也是一种局部麻醉方式，常应用于下腹部手术，镇痛效果较佳，并发症相对较少。但椎管内麻醉也存在一定风险，如韧带钙化、腰椎间隙不清晰等脊柱间隙问题可能会导致穿刺困难，很难将麻醉药物注入相应位置。

(2) 全身麻醉：适用于各种手术，能保证适当的麻醉深度，使患者完全失去知觉（外界的感知和精神活动，包括痛觉），患者处于无知觉、无反射的状态，可以顺利接受手术，有利于手术操作。全身麻醉也存在一定风险，如部分患者术后出现恶心、呕吐等麻醉反应等。

综上所述，局部麻醉（椎管内麻醉）时患者的意识是清醒的，虽然局部麻醉的部位不会有疼痛的感觉，但是手术时患者往往处于紧张的状态，很容易混淆疼痛和知觉，进而较难配合手术的进行。全身麻醉可以消除患者恐慌、紧张的情绪，使肌肉放松，从而给术者创造更好的环境去进行手术操作。

现阶段，也有采用局部麻醉手术治疗精索静脉曲张的个别报道，但是主流仍采用全身麻醉。当然最终的选择仍是由患者与手术医生、麻醉医生共同决定。

（高庆强　南京鼓楼医院）

43 精索静脉曲张术后切口需要注意哪些问题？

问题：

明天我就要出院了，可是精索静脉曲张术后切口还没愈合，出院后如果切口突然疼痛该怎么办？什么时候可以洗澡？

回答：

切口愈合是要有个过程的，患者出院 1 周后需要来医院复诊，无须过于担心。精索静脉曲张可导致阴囊出现坠胀感、牵拉感及疼痛等不适，在患者久坐、久站或剧烈运动后可加重，在患者平卧休息后可缓解，一般术后切口疼痛是很轻微的，切口愈合期间患者如果出现红、肿、热、痛，则需要立刻到医院复诊。

至于什么时候可以洗澡，有研究表明，与切口包扎不洗澡相比，术后切口没拆线就洗澡，并不增加缝合切口的感染概率，反而洗澡后，患者的舒适度会大大增加。有专家认为，绝大部分切口缝合 24 小时后可以不用包扎，直接暴露在空气中，不用等拆线就可以放心洗澡，但使用可吸收线缝合的切口不能洗澡，要保持切口干燥，因为可能会存在缝线遇水溶解的情况。本例患者出院后可以正常洗澡，以淋浴为佳，洗澡后保持切口干燥即可。

（戴丽琴　江苏省中医院）

44　显微镜下精索静脉结扎术后几天可以下床活动？

问题：

请问显微镜下精索静脉结扎术后几天能下床活动？

回答：

显微镜下精索静脉结扎术属于男科的常规手术。显微镜手术的优势包括创伤小、恢复快、复发率低、并发症少，无须进入腹腔、盆腔，也无须打开腹外斜肌腱膜，只是小切口切开皮肤、皮下，在外环下牵拉出精索进行静脉结扎。因此，患者术后 6 小时就可以正常进食，术后 24 小时就可以下床活动。只是刚开始下床活动时，患者需要注意：①动作缓慢、轻柔，取低头含胸、弯腰姿势，不可抬头挺胸，这样可以尽量避免对精索的牵拉，减少术后疼痛。②托起阴囊，可以避免站立位时睾丸下坠对精索的牵拉，也可以有效预防阴囊水肿。③下床活动的时间不宜过长。术后 24 小时鼓励患者早期下床，有助于切口恢复，能有效预防下肢静脉血栓等并发症发生，但一定要控制下床活动的时长，患者可以在病房里走几步，但千万不能过长时间站立，这样会加重阴囊水肿。

（周　兴　湖南中医药大学第一附属医院）

45 精索静脉曲张术后需要注意什么?

问题:

我准备做精索静脉曲张手术，有点担心，不知道做完手术后需要注意什么?

回答:

精索静脉曲张的手术方式有很多种，需要针对不同医院、不同医生、不同患者，采用合适的手术方式。但不管是采用哪种手术方式，患者在术后6小时均可以饮水并进食，很多患者可以不用插尿管，这样术后不会出现尿道不适，也避免了尿路感染的发生。术后第 2 天，患者可以适当下床活动，如果没有特殊不适（如发热、切口渗血、裂开），即可出院。患者出院后需要注意短期内勿大运动量活动，一般在术后7~10天可以拆线，且可以淋浴。术后 2~3 个月患者应去医院复查（包括医生查体和 B 超）。如果复查发现精索静脉曲张明显好转，那么患者可以适当进行体育活动，但不建议进行增加腹压的一些运动项目，如抬重物、举杠铃等负重类活动。患者在切口愈合后可以进行合适的体育活动。

手术后如果切口恢复良好，一般 1 个月患者就可以尝试性生活，手术后 2 个月去医院复查。一般的复查项目有精液检查，以观察手术对精液的改善效果；也可以复查 B 超，以确定有无复发。

精索静脉曲张手术具有创伤小、术后恢复快、效果好及术后不良反应较少等优点。对于术后出现的阴囊水肿，患者可先观察病情变化，如果术后 1 个月仍未缓解或短期内加重，患者则需要到正规的医疗机构就诊。如果患者术后出现切口渗血、裂开，也需要尽快到医院就诊。

（宋　涛　南京鼓楼医院）

46 做完精索静脉曲张手术，出院后饮食上需要注意什么？

问题：

我昨天做了精索静脉曲张手术，医生说我可以正常吃饭，我平时喜欢吃火锅，请问出院后就可以吃火锅吗？我平时在饮食上需要注意什么?

回答:

①首先应当避免暴饮暴食，同时饮食也不宜过量。②如果患者有生育计划，也要禁烟、忌酒，因为酒精会降低精子活力，减少健康精子的数量，而吸烟不仅会增加精子畸形率，还会伤害男性的生育能力。③禁食辛辣刺激的食物，如葱、蒜、芥末、胡椒及辣椒等。④多饮水，多吃蔬菜水果，新鲜的蔬菜和水果含有大量的维生素及矿物质，可以改善组织的氧化作用，增加血液循环，提高机体免疫力。如果人体内的维生素C、锌不足，会影响精子活性。⑤补充足够的蛋白质，要多吃蛋白质含量丰富的食物，充足的蛋白质可以维持人体内所有营养物质的平衡，增强免疫力，保护细胞，还可以乳化脂肪，促进血液循环。⑥补充足够的维生素E，多吃富含维生素E的食物，可以改善血液循环，减轻腿部的沉重感。维生素E也与精子的生成有关，植物油是维生素E最好的食物来源，维生素E含量丰富的食物有芝麻、核桃仁、瘦肉、乳类、蛋类、花生米及莴苣等。⑦低盐、低脂饮食。人体内的盐分太多会导致吸水，高脂饮食容易导致血管硬化，患者要多补充优质的蛋白质，少吃高油、高糖食物，这样能增强免疫力。同时，建议患者常饮用茶水，因为茶叶中富含维生素及抗氧化剂。

（戴丽琴　江苏省中医院）

47 精索静脉曲张术后能够参加体育运动吗？

问题：

我做过精索静脉曲张手术，是否手术后就不能进行体育运动了？

回答：

精索静脉曲张术后可以进行体育运动，但不是所有的体育运动都适合。如果要进行体育运动，应选比较和缓的运动，耗时较长的运动（如爬山、走远路、跑步等）应尽量避免。至于游泳，因为有水压的辅助，对精索静脉曲张患者有一定益处。此外，对于因工作关系需要久站、久坐的患者，可采取以下运动方法改善血液循环：①坐姿提踵，坐在椅子上，挺直腰背，双脚放于椅前的地面上，吸气，抬双脚脚跟，慢慢呼气，脚下压，直到小腿有被伸展的感觉，之后再抬起脚跟，如此往复，15 次 1 组。②站姿提踵，直立，腰部保持紧张，膝关节微屈，小腿收紧，做踮脚运动，15 次 1 组。

（余　文　南京鼓楼医院）

48 精索静脉曲张术后多久可以运动?

问题:

我工作之余喜欢打篮球，还是公司篮球队的成员，刚做完精索静脉曲张手术，请问术后多久可以下床和运动?

回答:

有研究发现，经常运动能够促进人体内的纤连蛋白增长，而纤连蛋白对抑制静脉精索曲张具有明显效果。患者刚做完手术，无论是采用哪种手术方式，术后均应避免过早下床活动，应多卧床休息。住院期间，患者偶尔下床走动是可以的，但还是要以卧床休息为主，术后 1 个月内禁止性生活，避免久站负重、重体力劳动等活动，还要避免剧烈咳嗽、便秘等增加腹压的因素。患者可以每天做提肛运动 100 次，以促进精索静脉内淤血回流。至于什么时候可以打篮球及做其他运动，建议患者术后 3 个月复查后进行。虽然体育运动是好事，但运动也会对精索静脉曲张的病情造成相应改变，很多患者因为增强运动后出现阴囊肿胀、疼痛等症状，才被确诊为精索静脉曲张，故患者每次运动的时间不宜太长。运动时长因人而异，一旦出现阴囊坠胀等不适，患者需要立即休息。

（戴丽琴　江苏省中医院）

49 精索静脉曲张术后多久复查？什么时候可以过性生活？

问题：

我本周做了精索静脉曲张手术，医生让我明天出院，请问出院后多久复查？什么时候可以过性生活？

回答：

一般出院 1 周后患者应带上出院小结去医院复查。第 1 次随访主要检查有无手术相关并发症，以及拆线；第 2 次随访在术后 3 个月进行，如果无异常，患者就可以正常过性生活。此后，每 3 个月随访 1 次，至少随访 1 年。

（戴丽琴　江苏省中医院）

50 精索静脉曲张术后还需要服用改善精子质量的药物吗？

问题：

我和妻子备孕 1 年多了，妻子仍没有成功受孕，到医院检查后我确诊少、弱精子症，同时存在双侧精索静脉曲张，在医生的建议下，我上个月做了显微镜下双侧精索静脉曲张手术，现在切口恢复较佳，请问术前精子质量差，术后还需要服用改善精子质量的药物吗?

回答:

根据相关指南和专家共识，治疗男性不育的基础药物主要有抗氧化剂（如维生素 E、硫辛酸）、能量代谢类药物（如左卡尼汀）、改善微循环类药物（如胰激肽原酶），以及中药（如针对肾阴不足、肾阳虚衰、气滞血瘀等进行调理）。此外，医生还可以针对病因进行治疗，如抗感染治疗、免疫治疗、调控激素类治疗（雌激素受体拮抗剂和芳香化酶抑制剂等）及内分泌治疗（人绒毛膜促性腺激素和人绝经期促性腺激素）等。

精子的发育周期，在睾丸内从精原细胞变成精子需要约 64 天，继而在附睾中平均运行 12 天并获能。因此，针对精索静脉曲张术后的复查，应该在术后 2~3 个月进行。复查后，医生根据精液质量、激素水平等指标，可以给予对症治疗。而在等待期，医生可考虑给予患者基础药物治疗，但不应过多给予干预，可以根据不同情况来具体分析。如果患者手术前精液的主要问题是少精子症，那么在等待期大多不需要用药；如果手术前精液的问题是弱精子症、畸形精子症，甚至精子 DNA 碎片指数升高，在等待期可考虑行基础药物治疗。而针对男性不育的综合性药物治疗应在复查后进行，此时的治疗周期是下一个 2~3 个月。如果复查没有异常，则表示手术效果很好，此时无须辅助药物治疗。此外，倘若女方没有问题，男方精索静脉曲张术后 1 年仍未育，有研究发现这个时期的精子穿卵率较术前虽有提升，但并不明显，此时建议采用辅助生殖技术，而不是仍去服用药物治疗。

（潘　锋　南京市妇幼保健院）

51 精索静脉曲张术后出现阴囊坠痛，会影响生育吗？

问题：

我今年 31 岁，结婚 3 年，妻子一直没有自然受孕，检查发现我的精子质量差，存在双侧精索静脉曲张，2 个月前，我在医生的建议下做了双侧精索静脉曲张手术，现在切口恢复尚可，但是总觉得左侧阴囊不舒服，尤其是坐久了，会有牵拉感和胀痛，而我术前偶尔会有阴囊坠胀，并没有疼痛，请问术后出现这个情况会影响生育吗？

回答：

对于临床型 Ⅰ 度至 Ⅲ 度精索静脉曲张，如果患者术前有睾丸疼痛（2%~10%），手术对疼痛的完全缓解率为 50%~94%。如果患者的疼痛持续时间超过 3 个月，术后疼痛的缓解率明显高于疼痛不足 3 个月者。术后疼痛的缓解率还与疼痛的性质相关。有研究发现，对于术前钝痛、牵拉痛和尖锐疼痛，术后的缓解率均逐渐下降。还有学者认为，术后疼痛的缓解率也与体重相关，体重指数较高的患者可能较难缓解疼痛。

精索静脉曲张患者术后短期出现阴囊坠痛，可能是由炎症、淤血吸收及机化等造成的，只要没有出现血液反流，不会对精子质量造成太大影响。假如患者的阴囊疼痛持续到术后 3 个月，而此时刚好是术后精子质量可能恢复的时期，医生就应重视并进行评估。如果患者术前就存在阴囊疼痛，那么医生首先应明确疼痛的性质与术前有无差异，再复查精索静脉曲张有无复发或残留。如果患者在未检测到精索静脉曲张复发的情况下仍感觉疼痛，可能精索静脉曲张并不是该患者阴囊疼痛的唯一原因，医生需要排除神经痛、前列腺炎等疾病，并给予相应的非手术治疗。此时，疼痛本身与生育能力并无直接关联，造成疼痛的原因可能会同时影响精子质量，患者需要复查精液常规，医生根据患者生育能力的改善情况来判断。如果患者术前不存在阴囊疼痛，术后出现阴囊持续坠痛超过 3 个月，且经过阴囊垫高、非手术治疗等无效，首先还是应复查 B 超，排除精索静脉曲张复发或残留；其次，通过其他检查排除有无合并其他生殖系统疾病，如前列腺炎、附睾炎等，并进行对症治疗；最后，进行心理评估。此时，患者的疼痛症状也与生育能力无直接关联，需要同时复查精液常规，医生应评估患者术后生育能力的改善情况并及时给予生育指导。

（潘　锋　南京市妇幼保健院）

52 为什么精索静脉曲张术后阴囊仍会疼痛?

问题:

我于 1 个月前做了精索静脉曲张手术，为什么术后我的阴囊仍会疼痛?

回答:

这种情况一般都发生于左侧精索静脉曲张合并阴囊疼痛的患者，多数患者都以疼痛为主诉，医生查体或 B 超检查发现合并有左侧精索静脉曲张。为什么会出现这种现象？因为引起阴囊疼痛的原因有很多，如前列腺炎、附睾炎、精索炎、慢性睾丸痛及精索静脉曲张等，而在手术前医生很难确定患者的精索静脉曲张是否和阴囊疼痛有明确的因果关系，故即使手术成功，且精索静脉曲张也没有复发，但是患者的前列腺炎或精索炎并未治愈，因而仍会出现阴囊疼痛。这一类患者通常可能患有慢性睾丸痛。

慢性睾丸痛是指间断或持续的单侧或双侧睾丸疼痛，一般病程超过 3 个月，显著影响患者的日常生活。由于疼痛的部位不仅局限于睾丸，还可累及附睾、睾丸旁结构及精索，故该病目前更多地被命名为慢性阴囊内容物疼痛。目前，还没有太多的相关指南供临床医生参考，也缺少统一的诊断标准，故医生更多地是依靠经验进行诊治，所以需要术者在术前对患者的病情有充分的了解和翔实的评估。业内通常认为，亚临床型、轻度精索静脉曲张患者如果有明显疼痛，那么主治医生应该和其进一步沟通以排除其他男性疾病，并给予必要的药物治疗，甚至做显微镜下精索去神经术。

（宋　涛　南京鼓楼医院）

53 精索静脉曲张术后，睾丸大小能恢复正常吗?

问题：

我今年 16 岁，发现左侧睾丸的体积比右侧小，检查确诊为左侧重度精索静脉曲张，请问我是否需要手术? 术后睾丸大小还会恢复正常吗?

回答：

随着对精索静脉曲张的深入研究，大多数学者认为，精索静脉曲张会对睾丸产生渐进性损害。有研究表明，精索静脉曲张患者无论生育能力是否正常，均可能存在不同程度的睾丸萎缩。有研究对精索静脉曲张患者的睾丸进行活检，发现生精上皮变薄。还有研究对单侧精索静脉曲张患者的双侧睾丸进行活检，发现即使是单侧精索静脉曲张，双侧睾丸均会受到影响，且睾丸损害的程度与精索静脉曲张的严重程度不呈正比。

对于精索静脉曲张，手术治疗的一项指征是精索静脉曲张对睾丸有渐进性损害。如果青年男性患有单侧或双侧精索静脉曲张，同时有睾丸体积异常，医生可以考虑给予手术；如果睾丸体积无明显异常，医生可以临床密切观察 1 年患者的睾丸体积或精液常规变化，如果睾丸体积差异增加或精液质量降低，再考虑给予手术。若青春期男性确诊精索静脉曲张伴睾丸体积缩小，建议其尽早手术，否则应随访并检测患者的睾丸大小变化或精液参数变化，一旦发现异常，尽早给予手术。睾丸缩小可能预示精液质量下降。有研究发现，精索静脉曲张患者术后患侧睾丸体积与对侧睾丸体积差异明显减小，平均改善率达 76.4%（52.6%～93.8%）。因此，手术治疗精索静脉曲张可以降低睾丸受到的损害，同时保留或改善患者的睾丸功能和未来的生育能力。所以说，精索静脉曲张会影响睾丸发育，而手术治疗精索静脉曲张后会有一定概率使睾丸体积得到改善。

（高庆强　南京鼓楼医院）

54 精索静脉曲张术后复查精液常规，为什么精液质量没有改善？

问题：

精索静脉曲张术后复查精液常规，精液质量没有改善，请问是不是手术没做好?

回答：

精索静脉曲张手术对于精液质量的改善并不是百分之百有效。据目前国内外的数据统计，术后精液质量改善的比例约为70%，且精液质量的改善率与术式有关。在精索静脉曲张术式中，显微镜下精索静脉结扎术后精液质量的改善率高于其他术式，原因可能是显微镜手术可以保留精索动脉、精索淋巴管且充分结扎交通静脉。

事实上，精索静脉曲张仅是导致精液质量下降的一个因素，其他因素如不良的生活习惯（吸烟、饮酒等），也会影响精液质量。因此，在发现精液质量下降时，患者首先应调整生活习惯、规律作息、避免过度劳累、适当运动。然后，针对精索静脉曲张、性腺功能低下等疾病的病因进行对症治疗。术后，患者可多食富含锌、维生素、肉碱的食物，必要时辅助用药，以提高精子活力，降低精子畸形率。

（余　文　南京鼓楼医院）

55 显微镜下精索静脉结扎术后，精液质量多久才能恢复？

问题：

我之前做了显微镜下精索静脉结扎术，术后 1 个月复查精液常规，发现精液质量比术前更差，请问是不是手术没有成功？术后需要多长时间精液质量才会改善？

回答：

临床上，很多患者因为精索静脉曲张合并精液质量异常而选择手术治疗，但并不是手术后精液质量立即就会恢复正常，需要一般时间恢复。

精索静脉曲张是因为血液反流，导致睾丸灌注减少、微循环障碍、活性氧损伤，肾和肾上腺代谢物反流等，最终影响睾丸的生精功能，这是一个长期、慢性、多因素作用的过程。精索静脉曲张手术是通过结扎曲张的静脉，保留淋巴管和输精管静脉，重新建立循环，进而改善睾丸的血供，但这需要一段时间才能恢复。同时，一个正常的生精周期（也就是从精原细胞发育成精母细胞、精子细胞，到形成正常的精子）需要 68~72 天，故一般建议患者术后 3 个月开始复查精液常规。很多患者迫不及待术后 1 个月就去复查精液常规，经常出现比术前精液质量更差的情况，这是正常现象。因为患者刚经历过麻醉、手术及疼痛等，这些情况均对睾丸的生精功能有影响。

虽然精索静脉曲张手术对精液质量的改善及自然妊娠率的提高程度各文献报道不一致，但大部分研究认为，手术能显著改善精液质量，包括精子浓度、精子总数及精子活力，甚至可改善精子 DNA 损伤。有文献报道，精索静脉曲张手术对精液质量的改善率达60%~76%。因此，患者做完精索静脉结扎术后一定不要急着复查精液质量，等待一段时间再复查，有的患者还需要配合生精药物治疗，一般建议至少术后随访 1 年。

（周　兴　湖南中医药大学第一附属医院）

56 精索静脉曲张术后有哪些并发症？

问题：

我做显微镜下精索静脉结扎术 1 周了，左侧阴囊还有点不适，请问这是不是手术并发症？术后还有其他并发症吗？

回答：

临床上，精索静脉曲张手术后 1 周内患者还感觉阴囊有不适并不是并发症。不管患者采取何种手术方式，都会有一定的手术创伤。虽然显微镜下精索静脉结扎术效果最好、并发症最小、复发率最低，但是术后初期手术切口周围还是会有些不适感，属于正常现象，这些不适感会随着时间慢慢消失。

睾丸鞘膜积液、精索内动脉损伤（睾丸萎缩）及精索静脉曲张复发等都是精索相关手术的常见并发症。开放精索静脉高位结扎术的复发率最高，为 29%；腹腔镜手术为 9%；显微镜下精索静脉结扎术最大的优势在于可以清晰地辨别精索及其周边结构，故显微镜手术的复发率最低，仅为 0.8%~4.0%。显微镜手术通过保护小动脉、淋巴管，避免患侧睾丸萎缩，同时降低睾丸鞘膜积液、阴囊水肿的发生率。显微镜手术还可以有效规避如腹腔积气、皮下气肿、肺动脉栓塞、肠系膜血管和神经损伤、腹膜炎及手术后右肩痛（腹腔积气过程中膈肌牵拉）等腹腔镜手术的常见并发症。

（李　朋　上海市第一人民医院）

57 腹腔镜精索静脉高位结扎术后复发了该怎么办？

问题：

我 1 年前做了腹腔镜左侧精索静脉高位结扎术，现在复查 B

超（2.8mm，有反流）提示复发，请问接下来该怎么办？是不是要做第 2 次手术？

回答：

精索静脉曲张无论采取哪种手术方式（腹腔镜手术、开放手术、介入手术、显微镜手术），都有可能复发，只是复发的概率不同。对于判断精索静脉曲张是否复发，医生应遵循统一的标准，目前推荐是术后至少 6 个月以上，体格检查和 B 超检查的结果都达到临床型精索静脉曲张的诊断标准（即平静呼吸时 B 超提示精索静脉的最大内径>2.2mm，Valsalva 试验有反流），才考虑存在复发。

对于复发后如何治疗，也同样必须遵循精索静脉曲张的一般治疗原则，符合手术适应证者才考虑再次手术的可能，但还需要结合患者的意愿及其目前的症状，以及之前做的哪种手术，充分沟通后再决定。例如，1 例患者之前做的腹腔镜精索静脉高位结扎，术后复发了，也可以选择再次做显微镜下精索静脉结扎术，只是术中要更注意对睾丸动脉的鉴别和保护；如果患者之前做的显微镜下精索静脉结扎术，术后复发了，那么再次做该手术的难度就会明显增大，因为术后精索会出现严重粘连，但仍然还是建议其选择显微镜手术。

（周　兴　湖南中医药大学第一附属医院）

58 患了精索静脉曲张，可以采用中药治疗吗？

问题：

我患了精索静脉曲张，不想做手术，请问可以采用中药治疗吗?

回答：

喝中药可以治疗精索静脉曲张。精索静脉曲张是一种局部血管病变，中医认为“气血瘀滞”是其主要病因，采用行气活血的方剂可以治疗精索静脉曲张。很多具有活血化瘀功效的中药对治疗精索静脉曲张有很好的效果，如藏红花、紫丹参、水蛭等。

那么喝中药能治好精索静脉曲张吗?这个问题要一分为二地看待，一些轻度或亚临床型精索静脉曲张可以通过规范喝中药治愈。什么是亚临床型精索静脉曲张?即通过 B 超检查还没有完全达到精索静脉曲张的诊断标准，但已经出现了临床症状的情况。而对于中重度精索静脉曲张，尚未有研究发现中药方剂可以治愈，但中药方剂能减缓血管曲张的程度，阻止病情进一步发展。对于中重度且临床症状明显的精索静脉曲张，医生还是建议手术治疗，患者做完手术后可以配合喝中药，双管齐下，患者能更快地恢复健康。

（樊　千　江苏省中医院）

59 中医治疗精索静脉曲张有哪些优势?

问题:

我患了精索静脉曲张，想采用中医治疗，请问中医治疗精索静脉曲张有哪些优势?

回答:

中医认为，人体是一个有机整体，健康的人体是全身各脏腑器官和气血阴阳协调的结果。中医将“患者”视为一个整体，而“疾病”是某些因素作用下的人体失衡状态。局部疾病是由整体失调、气血阴阳失衡导致的，故治疗以调节平衡为原则。

中医认为，精索静脉曲张的发生也与人体整体的阴阳失衡有关。而中药方剂是通过多系统、多靶点、多途径发挥作用的，调节人体整体的气血阴阳平衡来达到治疗疾病的目的。中医诊治疾病讲究辨证论治，即通过望、闻、问、切进行患者的个体化诊疗。中医药治疗注重人体全身和局部的兼顾，可以进行多脏器同时协同治疗，既可对精索静脉曲张的局部症状（如坠胀、疼痛等不适）进行治疗，亦可兼顾患者个体体质进行调理，如进行补益脾肾、清热化湿、理气解郁等治疗。中医药治疗也可以在缓解患者阴囊坠胀、隐痛等症状的同时，提高精液质量。中医药亦可与西药协同治疗精索静脉曲张，以提高疗效，或在术前和术后使用，增强患者体质，加速术后愈合，提高精液质量。

（孙志兴　江苏省中医院）

60 精索静脉曲张是由肾虚导致的吗？

问题：

我患有精索静脉曲张，阴部常伴有坠胀、疼痛等不适感，活动后加重，听说该病甚至会影响生育，请问该病是由肾虚导致的吗?

回答：

对于这个问题，患者首先要知道，中医所说的“肾”和西医所说的“肾”，在概念上是不尽相同的。西医的“肾（kidney）”指的是一种器官，属于泌尿系统的一部分，主要作用是产生尿液和清除体内毒素及代谢产物。中医的“肾”指的是一个器官和功能的集合群，主要是从功能角度来说的，包括了人的泌尿、生殖、神经、骨骼等各个领域，被称为“先天之本”，不仅有主水液代谢的作用，还能主骨、生髓，关乎人的生长发育和生殖。

肾虚是一个广泛的中医概念，并不代表某个器官出了问题，西医的检查如肾功能、彩超及计算机体层成像（CT）无法诊断。一般来说，肾虚可以分为阳虚、阴虚、气虚、精亏。由于人体是一个整体，肾作为“先天之本”，很多疾病在中医辨证时都与肾虚有关。

精索静脉曲张同样如此，血瘀是其基本病理，气血运行不畅、瘀血阻滞脉络是病机的关键，而肾虚和血瘀则互为因果。因此，在对精索静脉曲张患者（尤其是伴有不育的患者）进行中医辨证治疗的过程中，除了化瘀通络外，补肾阳、滋肾阴、补肾气、填肾精也是比较常用的方法。

（吴　猛　常州市武进中医医院）

61 精索静脉曲张是不是血脉不通？

问题：

我感觉曲张的精索静脉摸起来变粗了，血流不通畅，请问是不是中医所说的血脉不通？

回答：

对于精索静脉曲张形成的原因，西医阐述得已经比较详细了，主要是由静脉瓣膜功能不全或静脉回流障碍引起的。由于人体天然的解剖差异，左侧精索静脉更容易出现迂曲、扩张。

精索静脉曲张在中医上属于“筋瘤”“筋疝”“偏坠”等范畴。清代医家王清任在《医林改错》中记载：“青筋暴露，非筋也，现于皮者，血管也，血管青者，内有瘀血也。”这很形象地体现了精索静脉曲张“血瘀”的本质。在这里，“血瘀”是指血液瘀滞体内，因血液运行受阻而滞留于经脉内和瘀积于器官内。

正常情况下，血液在脉管中运行，贯穿全身，濡养全身各脏腑器官。睾丸的部分血供在精索静脉回流的过程比较容易出现瘀堵。而出现血瘀往往与很多因素相关，如气机阻滞血液停留而致瘀、阳气不足无力推动而致瘀、血脉寒凝而致瘀及热伤津液血液黏稠而致瘀等。所以说，曲张的精索静脉摸起来增粗了，中医上可以理解为血瘀，至于为什么形成瘀堵，存在各种原因，需要进一步通过辨证来明确，因人而异，因病制宜。

（吴　猛　常州市武进中医医院）

62 中医药治疗精索静脉曲张仅是活血化瘀吗？

问题：

我患有精索静脉曲张，采用中医药治疗，仅是活血化瘀吗？

回答：

精索静脉曲张是一类高发于青壮年男性的疾病，血流淤积是其发病的主要根源，多由于精索静脉的扩张、迂曲而发病。近年来，根据临床研究观察，治疗精索静脉曲张最主要的方法是手术。但中医药治疗也在手术前后发挥了自身优势，因其不良反应少、伤害小，且可帮助患者减轻症状、提高生育率，深受患者信任。

精索静脉曲张是现代医学的病名，中医并无此病名，但中医文献中曾有诸多类似的记载，如“筋疝”“筋瘤”“偏坠”等。中医认为，精索静脉曲张的病位在肝肾及其经络，病机以血瘀为主，但精索静脉曲张的中医证型并不是仅与血瘀有关，寒湿、肝郁、肾精亏虚等也会引起精索静脉曲张。

肝肾亏虚型精索静脉曲张的临床表现有阴囊青筋显露、坠胀疼痛、腰膝酸软、失眠多梦及勃起功能障碍等。这是因为气血运行不畅、经络失养、脉络不和而发生瘀滞导致的。此时，病机以肝肾虚为本，血瘀为标，故在治法上既要活血通络，还要补肝肾。

寒凝肝脉型精索静脉曲张的临床表现有阴囊坠胀、睾丸阴冷酸痛、青筋暴露、精液异常、少精子症、弱精子症等，在治法上以温里散寒、疏肝行气、活血化瘀为主。

临床上，精索静脉曲张还有肾虚血瘀型、湿热瘀阻型等，故治疗方法也不只有活血化瘀，还有补肾活血通络、清利湿热及益气养血等。

精索静脉曲张的证型不同，因而在治疗上应根据不同的临床表现，用以相应的治法，而不是只进行活血化瘀。

（李广森　成都中医药大学附属医院）

63 精索静脉曲张引起的男性不育可以采用中医药治疗吗?

问题：

我和妻子结婚2年了，一直没有生育，医生说是精索静脉曲张引起的，请问该病引起的不育可以采用中医药治疗吗?

回答：

血瘀是精索静脉曲张的基本病理，气血运行不畅、瘀血阻滞脉络是病机的关键，瘀血日久，睾丸失养会导致不育。更通俗易懂的解释就是精索静脉曲张成团，造成睾丸所处的环境温度升高，睾丸产生的一系列代谢产物无法顺利排出体外，从而影响睾丸的生精功能，导致男性不育。

精索静脉曲张治疗的关键是化瘀通络。化瘀法自古以来在中医药治疗中就占据重要地位，是效果确切、使用广泛的治疗原则之一。需要注意的是，医生在治疗的过程中必须要经过辨证，了解每例患者的个体差异。除了化瘀外，虚证要补，实证要泻，有的患者要补肝，有的患者要清热除湿，有的患者要温经，有的患者要理气，还可辅以补肾填精的药物，使肾精充实，睾丸得养。因此，中医药治疗对于精索静脉曲张引起的男性不育的疗效是确切的，国内的很多研究也证实了这一点。当然，如果患者查出重度精索静脉曲张，病程日久引起睾丸偏小、偏软，或精液检查发现重度少、弱精子症，则建议尽快进行手术治疗。在手术后，患者也应积极辨证，辅以中医药治疗，可很好地提高手术疗效。

另外，生育不是一个人的事情，要看夫妻双方的条件，女方因素也非常重要。如果女方年龄偏大（35 岁以上），生育的概率会随着年龄的增长而明显下降，中医药治疗需要时间。因此，在治疗方案的选择上，患者要听取男科医生的建议，避免错过手术或辅助生殖治疗的介入时机。

（吴　猛　常州市武进中医医院）

64 精索静脉曲张导致的不育，术后采用中医药治疗有效吗？

问题：

我今年 28 岁，结婚 3 年了，一直未生育，检查后确认为是由精索静脉曲张导致的，我在医生的建议下做了精索静脉曲张手术，术后医生给予我中医药治疗，请问有效吗?

回答：

患者在精索静脉曲张术后，精液质量会有所提升，但这并不表示运用这一种方法就足够了。临床有多项研究表明，中医药联合手术的疗效要明显大于单一运用精索静脉结扎术的疗效，联合方案不仅明显地提高了精子活力，还增加了精子浓度和总数。

中医药治疗主要采用补肾强精、活血化瘀的方法。中医药治疗精索静脉曲张的历史悠久，对其具有深入的认识。中医认为，精索静脉曲张多因寒凝肝脉、饮食不节、劳力过度等引起，病机多为血液凝滞→气血不通→血瘀日久→病及于肾，导致肾气亏损，进而生育能力就会下降。因此，中医药治疗多采用具有补肾活血功效的方剂，以疏通气血，提高精液质量。同时，中医药治疗又注重辨证论治，能够对每例患者进行针对性治疗，提高脏腑的功能，促进精索静脉曲张术后的康复。

（王　彬　北京中医药大学东直门医院）

65 精索静脉曲张术后吃中药能加快恢复吗？

问题：

我在体检时发现严重的精索静脉曲张，医生建议采用手术治疗，术后我还是觉得阴囊略有不适，医生说恢复需要一段时间，请问可以通过吃中药帮助恢复吗？

回答：

一般情况下，患者在精索静脉曲张术后配合吃中药可以帮助身体恢复，原因如下。

（1）活血：任何手术后患者或多或少都会产生瘀血，瘀血阻滞于血脉之中，正所谓“不通则痛”，产生的瘀血会导致患者坠胀和疼痛感加重，影响切口愈合和术后心情。因此，应用一些活血化瘀类中药可帮助恢复。

（2）补益：手术会对身体产生一定创伤，适当根据具体情况进行补益是必不可缺的。药理研究表明：①补益类中药对非特异性免疫功能及特异性免疫功能均有增强作用，能提高机体的适应性和机体对各种有害刺激的抵抗力，调节病理过程，使失调的功能恢复正常。②对肾上腺皮质系统有兴奋作用，促进发育。③对糖、脂肪代谢有调节作用，能促进蛋白质合成，增高白蛋白和球蛋白的含量。④有强心作用，能扩张冠状血管、改善心肌供血，对心肌缺血有保护作用。⑤能提高造血功能，促进红细胞和血红蛋白生成，增强机体免疫力、改善睡眠和食欲，且能降低疲劳、增加体重。

（3）调畅情志：手术后，由于身体和环境的各种不适，人们的情绪或多或少都比较低落。因此，调畅患者的情志、缓解其压力显得尤为重要。肝主疏泄，调畅情志的中药大多作用于肝，疏肝气，使人体全身气机疏通畅达，活力焕发，面色光洁，不生瘢痘。清肝毒可化解、清除体内的代谢产物，体内无“毒”则面无暗色；降肝火可使体内阴阳平衡，体内不焦则皮肤滋润不燥；养肝血可以滋养全身各脏器，肝血充盈则体表光泽有弹性；修复受损的肝脏，使全身气机疏泄条达，全身气血顺畅运行，以达到疏肝养颜的目的。调畅情志的中药大多作用于中枢系统调节下的多器官、多靶点，调节身体的数个部位和各个系统，使患者心情舒畅，增强信心，促进健康的恢复。

中药的种类繁多，对人体的作用远远不止以上 3 点。并且，中医始终强调“辨证论治”，故患者必须去正规医院，通过医生对身体状况的具体评估，再进行针对性治疗。

（王　彬　北京中医药大学东直门医院）

66 中药治疗精索静脉曲张是不是一个处方坚持吃就可以了?

问题:

我曾通过中医药治疗精索静脉曲张，治疗后症状有所改善，请问是不是一直吃一个处方就可以了?

回答:

中医的诊断方式和西医有一定差异。有时，很多没有接触过中医或是没有使用过中药的患者对这一点并不是很了解。

中医的特点是整体观念和辨证论治。所谓整体观念，就是把人体当作一个整体；所谓辨证论治，就是不仅要看到疾病本身，同时要看到疾病在发展过程中各个阶段所表现出来的不同病机。故患者一般在就诊时会发现，中医看病的方式和方法往往和西医有很大差别。通常情况下，西医主要注重于疾病本身，如在诊断精索静脉曲张时，十分强调局部曲张的严重程度、有没有疼痛、疼痛的严重程度、会不会影响生育、精子的质量如何及有没有原发性疾病等，通过这些情况来决定治疗方案，而一旦确定治疗方案，通常在很长一段时间内不会有太大变化。

而中医师看诊往往并不是这样，虽然也会关注局部状况和对其他系统的影响，但同时还会问一些看似关系并不大的问题，如患者的睡眠和饮食，有没有怕冷或怕热、乏力或疲劳，甚至大小便等情况，还要看舌苔和切脉，通过这些情况来获得“证”，再根据具体的“证”来判断用药。此外，“证”在用药期间可能会有变化，故一般中医师给患者开药的时候，通常不会开太长时间，最多2~4周患者就需要复诊。因此，中医师在用药的过程中需要不停地去跟患者沟通。患者按时用药、按时复诊，这样才能获得比较好的疗效。此外，患者在使用针灸或其他一些非药物的中医疗法时，通常也遵循该规律，治疗方案需要根据“证”的变化而变化。

（周玉春　江苏省中医院）

67 精索静脉曲张手术前后服用的中药是一样的吗？

问题：

我患有精索静脉曲张，需要手术治疗，请问术后服用的中药和术前是一样的吗？

回答：

精索静脉曲张术前，患者多从瘀血论治，故临床多应用具有活血化瘀功效的中药进行治疗。手术治疗可将曲张的静脉结扎，进而解除曲张的精索静脉对睾丸生精功能的进一步损伤，同时可以加强间质细胞分泌雄激素的功能，还可改善患者的临床症状，故临床多采用手术治疗本病。但无论采用何种手术方式治疗，其术后并发症的发生率在部分患者中仍较高，且部分患者的精液质量无明显改善，而术后加用中药可以改善预后、减少并发症及防止复发。

精索静脉曲张术后，患者出现的阴囊坠胀不适、阴囊水肿及睾丸鞘膜积液等并发症的发生、发展与中医肝郁、脾肾亏虚的病机相似，治疗方面可以在辨证的基础上加入具有疏肝理气、健脾益肾功效的中药，可以改善局部微循环，增加组织细胞的营养和耐氧能力，减轻阴囊的不适症状，同时加速渗出和出血的吸收及消散，减轻组织水肿，有利于减轻、预防及控制术后的并发症。迄今为止，各种治疗手段均未解决精索静脉曲张术后复发的问题，中药作为精索静脉曲张的治疗手段之一，与其他疗法联合应用或交替循环使用，可推迟精索静脉曲张术后复发的时间。此外，患者术后应用具有补肾、生精、活血功效的中药能进一步促进睾丸的血液循环，改善缺血、缺氧及有毒物质的代谢排泄，改善生精功能及精液质量，加强精子的活力。因此，精索静脉曲张患者若术前、术后证型不同，采用的治法不同，方药也不尽相同。

（李广森　成都中医药大学附属医院）

68 精索静脉曲张患者不方便喝中药汤剂，怎么选用中成药？

问题：

我想服用中药治疗精索静脉曲张，但不方便喝中药汤剂，请问有哪些中成药可以使用？如何选择？

回答：

中成药是以中药材为原料，在中医药理论的指导下，按规定的处方和制剂工艺将其加工制成一定剂型的中药制品，有其明确的适应证和禁忌证。在使用中成药时，患者仍需要遵循辨证论治的原则，根据不同的体质和证型选择不同的药物，常选用具有活血、理气、补肾功效的药物。常用的中成药如下。

（1）血府逐瘀口服液（柴胡、当归、地黄、赤芍、红花、桃仁、枳壳、甘草、川芎、牛膝、桔梗）：具有活血祛瘀、行气止痛之功效，可用于气滞血瘀所致阴囊胀痛不适的精索静脉曲张患者。用法：每次 10~20ml，每天 3 次。

（2）大黄䗪虫丸（熟大黄、土鳖虫、水蛭、虻虫、蛴螬、干漆、桃仁、苦杏仁、黄芩、地黄、白芍、甘草）：具有活血破瘀、通经消癥之功效，可用于精索静脉曲张病程较长且症状表现为局部疼痛固定、肌肤甲错、面色暗黑、潮热羸瘦的患者。用法：每次3g，每天1~2次。

（3）丹参片（丹参）：具有活血化瘀之功效，可用于瘀血闭阻所致精索静脉曲张的患者，伴阴囊疼痛、灼热及心烦失眠的患者尤宜。用法：每次3~4片，每天3次。

（4）元胡止痛胶囊（延胡索、白芷）：具有理气、活血、止痛之功效，可用于阴囊发胀、疼痛明显的气滞血瘀兼重度精索静脉曲张的患者，也可与活血药物合用。用法：每次2粒，每天3次。

（5）六味地黄丸（熟地黄、酒萸肉、牡丹皮、山药、茯苓、泽泻）：具有滋阴补肾之功效，可用于精索静脉曲张兼阴虚、精液质量异常的患者。用法：每次8丸，每天3次。

（6）五子衍宗丸（枸杞子、菟丝子、覆盆子、五味子、车前子）：具有补肾益精之功效，可用于精索静脉曲张兼肾精亏虚、少精子症、弱精子症的患者。用法：每次6g，每天2次。

（7）补中益气丸（炙黄芪、党参、炙甘草、白术、当归、升麻、柴胡、陈皮、生姜、大枣）：具有补中益气之功效，可用于精索静脉曲张伴气虚的患者，症见体倦乏力、阴囊下坠隐痛明显。用法：每次8~10丸，每天3次。

（孙志兴　江苏省中医院）

69 精索静脉曲张术后除了吃中药还有其他中医治疗方法吗？

问题：

我做了精索静脉结扎手术，术后除了服用中药，请问我还能用哪些中医治疗方法?

回答：

目前，精索静脉曲张的治疗方式仍以手术为主，为了进一步提高治疗效果，减少患者术后出现睾丸坠胀、疼痛等不适，可以采用足底反射区按摩、电针、熏洗、隔姜艾灸及阴囊按摩等方法，促进患者术后尽快恢复。

(1) 足底反射区按摩：取患者足底的肾、输尿管、膀胱、前列腺及睾丸反射区进行按摩，一手握足，另一手半握，食指弯曲以第一指关节用揉、按、点、推的方法进行按摩，力度由小到大循序渐进，力度以患者可耐受为度，在每个反射区按压至患者有酸痛感为宜。按压前，按摩者先在按压部位涂抹按摩膏，顺序为肾、输尿管、膀胱、前列腺及睾丸，每个部位3分钟，先左后右，隔日进行1次。

(2) 电针：取肾俞、次髎、三阴交、太冲、百会、内关等穴位进针，以平补平泻手法捻转90°，以60~100次/分钟的频率提插3mm，每穴行针30秒，留针30分钟，留针过程中采用穴位神经治疗仪进行治疗。将两侧肾俞、次髎、同侧三阴交、太冲连接同一对电极，频率为2~15Hz，以患者感觉舒服为度，隔日进行1次，每次30分钟。

（3）熏洗：当归四逆汤（当归30g，赤芍30g，桂枝30g，细辛20g，木通20g，甘草20g）加减。将制成粗末的药物装入纱布袋内，然后放入医用智能局部熏蒸汽疗仪，设定温度在40℃左右，以患者舒适、能够耐受为宜。先将患处熏蒸15~20分钟，熏蒸结束，药温下降至35℃左右时，将药液淋洗患处5~10分钟，每天1次，10次为1个疗程，休息2天再进行下1个疗程，共4个疗程。洗后注意避风寒，禁性生活。

（4）隔姜艾灸：用中等艾炷隔姜灸患侧足五里穴（位于大腿根部内侧，曲骨穴旁开2寸，直下3寸）和水道穴（位于下腹部，脐中下3寸，前正中线旁开2寸）。每次灸后穴位局部以红润为度，每穴连施灸5壮，每天1次，15次为1个疗程，休息5天再进行第2个疗程，共3个疗程。注意安全，避免烫伤。

（5）阴囊按摩：嘱患者平卧，用两手食指、中指、大拇指做揉搓样按摩阴囊精索，然后3指做揉搓泥球样按摩睾丸，由轻到重循序渐进，阴囊精索、睾丸各按摩约100下，每次5~10分钟，每天1次。

（李广森　成都中医药大学附属医院）

70 精索静脉曲张可以针灸治疗吗?

问题:

我做了精索静脉曲张手术已经半年了，但仍时常感到睾丸和下腹部酸胀，检查结果示精子质量没有改善，请问除了吃中药外，我可不可以采用针灸治疗?

回答:

目前，西医治疗精索静脉曲张多采用精索内静脉高位结扎术。近年来，随着显微外科技术的发展，显微镜手术越来越普及，并且问题中提到的症状在该术后均能得到有效的改善和控制，但部分患者术后精液质量并无改善或仍不能生育。中医认为，精索静脉曲张多属先天不足、气滞血瘀，其病机可细分为肾虚血瘀、气虚血瘀、气滞血瘀、湿热痹阻等，辨证论治可收获良效。

针灸作为中医治疗中最具特色的一种疗法，在改善疼痛症状方面疗效显著，通过针刺穴位激发经络气机，调节气血阴阳，疏通会阴部的经络，“通则不痛”，从而缓解疼痛。临床上，更有将针刺和艾灸相结合的温针灸，于针上加灸，借助热力，使局部瘀滞得温而散，又可温壮肾阳，培补先天，治疗该病具有独到优势。有研究表明，针灸治疗精索静脉曲张不仅能够有效缓解症状，还能改善精液质量，提高生育能力，体现了中医整体调节、辨证论治的优势，为非手术治疗该病和缓解术后症状提供了一种新途径，对广大精索静脉曲张患者来说也是一个不错的选择。

（周玉春　江苏省中医院）

71 精索静脉曲张手术前后，针灸治疗的穴位为何不同?

问题:

为什么同样是精索静脉曲张，每例患者的针灸穴位都不尽相同，并且手术前后的用穴也不同?

回答:

人体共有 14 条经脉，分别为手太阴肺经、手厥阴心包经、手少阴心经、手阳明大肠经、手少阳三焦经、手太阳小肠经、足阳明胃经、足少阳胆经、足太阳膀胱经、足太阴脾经、足厥阴肝经、足少阴肾经，再加任督二脉。精索静脉曲张的病位在会阴部，在该部位经过的经络有任脉、足厥阴肝经、足阳明胃经、足太阴脾经、足少阴肾经、督脉、足太阳膀胱经等，中医讲经络循行所过，主治所及，故针刺治疗精索静脉曲张的穴位也多从这几条经络中选取。

针灸疗法多种多样，常用疗法包括体针、灸法、埋针、电针、穴位注射、穴位挑治及耳针等、对于精索静脉曲张的治疗，多在中医辨证论治的基础上采用体针疗法。对于年轻患者，大多数由于先天不足而致肝肾亏虚，或情志不遂而致肝气郁结，以致血行不畅，局部脉络积聚结为瘀血，故治疗上常取气海、关元、肾俞、足三里、三阴交等穴位，既能补肾活血填补先天之本，又能疏肝健脾培补后天之本。对于术后患者，因被针刀所伤，气血运行失常，血行脉外，气不行血则血瘀与气滞并见，故治以通经活络、益气化瘀为主，临床上常取太冲、委中、血海、次髎及水道等穴位。在此基础上，中医师还应针对患者的其他兼证加减穴位，故每例患者的针灸处方都有所不同，但在总体上都遵循中医辨证论治的思想。

（周玉春　江苏省中医院）

72 精索静脉曲张可以用中药泡茶治疗吗？

问题：

我今年 22 岁，近期感觉左侧阴囊有坠胀不适，到医院检查后确诊为轻度精索静脉曲张，精液质量正常，医生认为无须手术治疗，采用药物治疗改善症状即可，请问我平时能不能用中药泡茶进行治疗?

回答：

对于药茶，中医主要根据患者表现出来的不同症状来选择不同的中药材，且用于泡茶的中药材须口感容易接受才行。由于精索静脉曲张的临床辨证证型较多，下文只根据症状选取较常见的证型，从药物种类上大致分为补气升提、活血化瘀、益肾填精3类。

当患者主要表现为阴囊坠胀时，可以选取补气升提类中药材泡茶，常见的具有此类功能的中药材可以选择黄芪、党参、白术等。当患者主要表现为疼痛时，可以选取活血化瘀类中药材泡茶，常见的具有此类功能的中药材可以选择丹参、红花、延胡索等。当患者主要表现为精子质量不佳时，可以选取益肾填精类中药材泡茶，常见的具有此类功能的中药材可以选择枸杞子、黄精、山茱萸等。

精索静脉曲张患者选择中药材泡茶时，一定要根据医生的指导进行，可以一种中药材单独泡茶饮用，也可以3~4种中药材一起泡茶。药茶不要泡得太浓，药味也不要太多，否则口感太差，患者也坚持不了多久，就失去了药茶治疗的意义。

（牛培宁　泗阳县中医院）

第4章

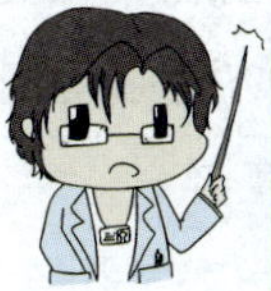

生活护理相关问题

73 防治精索静脉曲张，生活中有哪些注意事项?

问题：

请问防治精索静脉曲张，男性平时在生活中有哪些注意事项?

回答：

俗话说，任何疾病都是“三分治，七分养”。合理的保养既可以减轻临床症状，使心身轻松，又可延缓疾病的发展进程，促进康复。精索静脉曲张亦是如此。

(1) 要正确认识疾病。男性要做好相应的思想准备，生活要有规律，消除对本病的心理负担，保持心情舒畅，注意休息，避免疲劳；防止剧烈运动、重体力劳动及久站；避免增加腹部压力的运动，如仰卧起坐、举重等；切忌跷“二郎腿”，以防阻碍下肢血液回流。

（2）规律性生活。由于精索静脉曲张的发生与性冲动旺盛、性器官常过度充血有关，故控制性冲动过于频繁是预防精索静脉曲张发生的重要环节，患者还应避免频繁性生活及过度自慰。

（3）及时治疗泌尿生殖系统感染，如前列腺炎、尿道炎等。减少炎症发生的机会也是预防精索静脉曲张发生的重要手段。

（4）禁烟酒，忌刺激性食物，多饮水，多吃新鲜的蔬菜、水果，这些对精索静脉曲张的预防很有帮助。选择能预防阴囊下坠和通风散热的囊袋内裤，避免穿紧身牛仔裤，是改善精索静脉曲张外在环境的重要措施，尤其是对于轻中度精索静脉曲张患者有一定的改善和缓解作用。

此外，精索静脉曲张属中医“气血瘀滞”的范畴，平时男性可饮丹参、红花茶，或服用一些三七粉，也可以起到活血祛瘀之效。

（刘　涛　江苏省中医院）

74 精索静脉曲张患者怎么锻炼可以提高精子质量？

问题：

我因为精索静脉曲张导致精子质量不佳，至今没有成功生育，医生建议我进行手术治疗，但是我担心手术风险，我喜欢跑步和健身，请问能不能通过体育锻炼来改善精子质量？

回答：

精索静脉曲张患者可以通过体育锻炼来改善精子质量，但需要注意方式。适当的体育锻炼可以提升男性的身体功能，让身体更健康，也可以改善生殖功能，但如何有效锻炼也是“技术活”。那么男性如何通过锻炼增强睾丸的生精功能？如何通过锻炼缓解精索静脉曲张？若精索静脉曲张是导致男性精子质量异常的主要原因，根源则在于睾丸温度升高。生活中，泡热水澡和蒸桑拿都会损伤男性的生育能力，原因就是睾丸温度升高。如果有一种锻炼可以降低睾丸温度，理论上是可以达到缓解精索静脉曲张效果的。游泳是比较容易实现的锻炼项目，泳池中水的温度低于体温，游泳可以轻松达到阴囊降温的目的。因此，理论上游泳可以改善精索静脉曲张引起的精子指标异常。精索静脉曲张往往在患者站立位时更加明显，静脉血液回流到睾丸中对生精功能造成不良影响。患者平躺后，阴囊和心脏位置平齐，精索静脉压力下降。游泳时，阴囊并不处于身体的低位，静脉压力也会下降，从腹腔反流到睾丸的代谢产物减少，睾丸的生精环境更加清洁。这是游泳的第 2 个益处。

其他类型的适度锻炼也可改善男性的生育能力，但若锻炼强度过大、频次过高，反而适得其反，强度较大的锻炼最好每周不超过 3 次。如果患者想要通过锻炼来改善精索静脉曲张导致的精子异常，最重要的一点就是坚持，“三天打鱼两天晒网”并不能达到改善生育的目的。

（杨慎敏　苏州市立医院）

75 精索静脉曲张可以用坐浴治疗吗？

问题：

我最近一直感觉左侧腹股沟及小腹有坠胀等不适，到医院检查后诊断为轻微精索静脉曲张，请问这种情况能不能采用坐浴来减轻症状？

回答：

精索静脉曲张产生的不适与静脉循环相关，原则上温热效应可以促进静脉回流，对于坠胀及疼痛都有缓解，即使是较重的精索静脉曲张，男性在泡澡后症状也会得到缓解。但由于睾丸的生精温度低于腹腔内的温度，而坐浴的温度常规在 40℃左右，频繁的坐浴会对男性的精液质量产生不利影响，故不适用于生育期男性。对于近期有生育要求的男性，不建议进行坐浴。

对于没有生育要求的男性，且静脉曲张又未达到手术要求，可以采用坐浴治疗，还可以经过适当的辨证处方后，用煎煮的药液进行坐浴。患者在坐浴时，水温不要太高，防止烫伤；坐浴时间不能太久，每次约为 10 分钟，以防止长时间蹲姿导致腹腔压力增加引发坠胀加重。

（牛培宁　泗阳县中医院）

76 对于精索静脉曲张，食疗有用吗？

问题：

我刚做完精索静脉曲张手术，术后家人今天给我做鸽子汤，明天给我做牛肉羹，后天给我做红烧甲鱼，请问对于精索静脉曲张，食疗有用吗？

回答：

中医里有“医食同源、药膳治病”的说法。生病时，普通民众往往也会采用食疗的方式，改善身体的不适症状或参与疾病的治疗。精索静脉曲张患者无论是否手术，都可以采用食疗的方法来减轻不适症状、提高精子质量。

食疗的取材往往来源于现实生活中易找到的食物，应具有物美价廉、制作简单、口感良好、疗效确切及安全可靠等特点。与辨证论治一样，精索静脉曲张患者同样需要根据不同的症状，采用不同的食疗方，以下简单论述。

对于阴囊坠胀、发凉的患者，可以选用温热性的食材，以起到散寒的作用，常见的食材有羊肉、红糖、艾叶、肉桂及胡椒等，食疗方如艾叶生姜红糖茶、胡椒羊肉汤。对于阴囊坠胀、疼痛的患者，可以选用活血性的食材，以起到活血、化瘀、止痛的作用，常见的食材有三七、红花、桃仁、山楂及荔枝核等，食疗方如三七炖乳鸽、红花荔枝核蜜饮。对于阴囊坠胀、潮湿的患者，可以选用清利性的食材，以起到清热利湿的作用，常见的食材有冬瓜、蒲公英、薏苡仁及苦瓜等，食疗方如红豆薏米粥、冬瓜排骨汤。对于精子质量受到影响的患者，可以选用补肾的食材，以起到补肾益精的作用，常见的食材有甲鱼、海参、鹿肉及泥鳅等，食疗方如甲鱼汤、红烧泥鳅。对于阴囊有下坠感的患者，无论为哪个证型，食疗方中都可以加入黄芪、党参、白术等具有补气升提作用的中药材，且多用于汤类。

（牛培宁　泗阳县中医院）

77 哪些情况适合使用阴囊托？

问题：

我前段时间感觉双侧阴囊坠胀，做B超发现双侧精索静脉曲张，医生建议采用手术治疗，目前我还没有手术，听说可以使用阴囊托，请问阴囊托适合我现在的情况吗？

回答：

阴囊托是精索静脉曲张一般治疗中物理疗法的一种。阴囊部托起或抬高有助于血液和淋巴液回流，是可以减轻阴囊局部肿胀和疼痛症状的，但是解决不了根本性问题，精索静脉曲张最主要的治疗手段还是手术。目前，在关于精索静脉曲张的多种手术方式中，介入栓塞无阴囊水肿出现，显微镜手术出现水肿的概率为3.7%，比其他各种手术发生水肿的概率要高些。精索静脉曲张术后将阴囊托起可以大大减少患者发生出血的风险，还能减轻局部水肿，有利于症状的缓解及术后恢复。

本例患者现在还没有手术，抬高阴囊也可以加快组织的血液回流，减轻阴囊的下坠感。术后或平时在家里，患者也可以将棉垫、衣物等置于阴囊下托起阴囊，以能起到一定的缓解作用。如果患者要使用阴囊托，建议选用双层棉质布带，因为棉织品透气性好，无会阴部摩擦感，有利于阴囊散热，睾丸能够保持适宜的温度，同样，内衣、内裤也要选择全棉织品。

（戴丽琴　江苏省中医院）

78 精索静脉曲张患者要一直穿弹力裤吗？

问题：

发现精索静脉曲张后，医生建议我穿弹力裤，但我觉得不自在，请问要一直穿吗？

回答：

穿弹性短裤可托起阴囊，减少精索静脉曲张患者在站立活动时阴囊的下垂和摆动，减轻精索静脉内血液反流发生，并且给阴囊施加一定压力，促进静脉血液回流。但穿过紧的裤子可能会压迫阴囊或睾丸等阴囊内容物，影响其血液循环，对青春期发育的睾丸造成不利影响，故建议患者穿弹性合适、不要过紧的裤子托起阴囊为宜，这样穿弹力裤的不适感也能缓解。此外，建议患者在平卧休息时脱掉弹力裤，让阴囊适当放松。如果患者出现阴囊坠胀、疼痛，在平卧休息时也可以在阴囊下方衬一软垫抬高阴囊以改善血液循环、缓解症状。

（程宛钧　福建中医药大学附属人民医院）

79 对于精索静脉曲张，冷敷有效吗？

问题：

检查发现精索静脉曲张，医生建议我冷敷，请问这有效吗？如何正确冷敷？

回答：

冷敷对于精索静脉曲张引起的坠胀、疼痛有一定缓解作用，在低温的刺激下，提睾肌和精索血管收缩，促进精索静脉血液回流，减轻疼痛症状。并且，适当的低温对睾丸的生精功能是有益处的。

掌握正确的冷敷知识也很重要。建议患者在使用冰袋冷敷时，一定要用干净的毛巾或软布包裹冰袋，隔着衬垫物品冷敷，且不要长时间冷敷，以免冻伤阴囊皮肤及睾丸等内容物。现有制作好的阴囊冷敷贴可以购买使用，但患者需要严格按照使用说明操作。

（程宛钧　福建中医药大学附属人民医院）

参考文献

[1] Agarwal A, Cho CL, Majzoub A, et al. The Society for Translational Medicine: clinical practice guidelines for sperm DNA fragmentation testing in male infertility. Transl Androl Urol, 2017, 6: S720-S733.

[2] Amaral A, Lourenco B, Marques M, et al. Mitochondria functionality and sperm quality. Reproduction, 2013, 146: R163-R174.

[3] Beigi HA, Rahmani H, Tahmasbpour E, et al. Hyperviscous semen causes poor sperm quality and male infertility through induction of oxidative stress. Curr Urol, 2019, 13: 1-6.

[4] Clavijo RI, Carrasquillo R, Ramasamy R. Varicoceles: prevalence and pathogenesis in adult men. Fertil Steril, 2017, 108: 364-369.

[5] Robinson L, Gallos ID, Conner SJ, et al. The effect of sperm DNA fragmentation on miscarriage rates: a systematic review and meta-analysis. Hum Reprod, 2012, 27: 2908-2917.

[6] Xue J, Yang J, Yan J, et al. Abnormalities of the testes and semen parameters in clinical varicocele. J South Med Univ, 2012, 32: 439-442.

[7] Zaazaa A, Adel A, Fahmy I, et al. Effect of varicocelectomy and/or mast cells stabilizer on sperm DNA fragmentation in infertile patients with

varicocele. Andrology，2018，6：146-150.

[8] 部永连，周四维，张小平. 高压氧对精索静脉曲张家兔睾丸组织学影响的实验研究. 中华男科学杂志，2003，9（6）：443-446，450.

[9] 邓辉，李晓霞，彭燕. 显微镜下精索静脉结扎患者术后中医护理的效果观察. 护理学报，2015，22（18）：62-65.

[10] 邓龙生，卢太坤，陈进春，等. 活性氧对精子功能影响研究进展. 中国男科学杂志，2016，30（7）：61-63，72.

[11] 符浩，宋汶珂，凌晓辉，等. 精索静脉曲张不育患者氧化应激水平和精子 DNA 完整性及精液参数的相关性分析. 中华男科学杂志，2016，22（6）：530-533.

[12] 黄宇烽. 精索静脉曲张与男性不育. 中华男科学杂志，2010，16（3）：195-200.

[13] 廖波，邓显忠，李雨根，等. 实验性精索静脉曲张大鼠睾丸、肾脏的组织形态改变及附睾内精子质量影响. 四川医学，2018，39（9）：1019-1023.

[14] 龙广益，肖陈富，庄国宾，等. 手术配合中药治疗重度精索静脉曲张不育症临床分析. 实用中医药杂志，2016，32（12）：1190-1191.

[15] 马克・戈尔茨坦，彼得・N. 施莱格尔. 男性不育的医学干预：手术与临床诊疗. 李铮，李石华，译. 上海：上海科学技术文献出版社，2018.

[16] 秦国政. 精索静脉曲张性不育论治对策. 北京中医药大学学报，2016，39（4）：341-343.

[17] 乔岩，孙振高，宋景艳，等. 氧化应激致精子 DNA 碎片化异常相关机制的研究进展. 中国性科学，2019，28（3）：44-47.

[18] 石晓星. 线粒体在男性精子中的作用. 临床检验杂志，2015，33（3）：211-213.

[19] 孙强，高坪. 精索静脉曲张的中医证候分型. 世界最新医学信息文

摘，2016，16（72）：222.

［20］杨雪芹，马超，王岩斌. 精索静脉曲张中医证型以及相关因素研究进展. 新疆中医药，2017，35（6）：143-145.

［21］王权胜，王悦良，唐振宇. 精索静脉曲张性不育的中医治疗研究概况. 广西中医药大学学报，2016，19（2）：107-109.

［22］张金燕，吴明亮，袁小芳，等. 精索静脉曲张术后睾丸坠痛情况及其中西医结合护理模式干预效果. 检验医学与临床，2019，16（10）：1351-1354.

［23］赵小东，刘琳，马鹏程，等. 显微镜下精索静脉结扎术治疗男性不育伴精索静脉曲张患者的疗效比较. 国际泌尿系统杂志，2018，38（5）：798-800.

［24］中华医学会男科学分会. 中国男科疾病诊断治疗指南与专家共识. 北京：人民卫生出版社，2016.